滋补养生汤

温补脾胃

老火靓汤,喝出好身体,赶走亚健康

益元

李淳 ◎ 编

国文出版社
·北京·

图书在版编目（CIP）数据

滋补养生汤 / 李淳编． -- 北京：国文出版社，2025. -- ISBN 978-7-5125-1991-6

Ⅰ．TS972.122

中国国家版本馆 CIP 数据核字第 20253KA675 号

滋补养生汤

编　　者	李　淳
责任编辑	侯娟雅
责任校对	刘沐雨
出版发行	国文出版社
经　　销	全国新华书店
印　　刷	三河市兴达印务有限公司
开　　本	787 毫米 ×1092 毫米　　32 开
	2.5 印张　　　　　　　　49 千字
版　　次	2025 年 6 月第 1 版
	2025 年 6 月第 1 次印刷
书　　号	ISBN 978-7-5125-1991-6
定　　价	29.80 元

国文出版社
北京市朝阳区东土城路乙 9 号　　邮编：100013
总编室：（010）64270995　　传真：（010）64270995
销售热线：（010）64271187
传真：（010）64271187-800
E-mail：icpc@95777.sina.net

引 言

瓦煲腾起的白汽里,藏着中国人世代相传的滋补智慧。那些在热气中舒展的莲子、在文火上咕嘟的乌鸡,既是中医典籍里的药用智慧,也是寻常生活里的温情守护。

本书循着四大养生脉络,将滋补智慧熬煮进日常:

医理融合,以中医性味归经为根系,以现代营养学为枝叶,破译食材间的共生密码;

实操指南,详解原料预处理、器具选择、火候控制及禁忌事项,厨房小白也能熬出经典风味;

功效分类,51道汤方按体质刚需配比,让身体的每声"小呼唤",都有一盅汤来应答;

场景适配,提供季节适配方案、人群定制建议及特殊阶段调理汤羹,让汤羹成为健康的"柔性守护"。

愿这本带着瓦煲余温的汤谱,成为你厨房里的健康管家。当孩子捧着碗底的红枣偷笑,当父母感叹汤头的醇厚,便知:慢火熬煮的何止是食材,是把"愿你安康"的心意,都炖进了这一盅人间至暖。

目录

Contents

第一章 养生汤的常识

- 煲汤的诀窍 ·············· 01
- 常用食材分享 ·············· 05
- 煲汤的注意事项 ·············· 23
- 煲汤的好处 ·············· 25

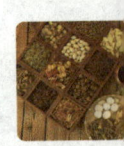

第二章 滋补强身汤

- 人参鹌鹑汤 ·············· 28
- 黑豆红枣排骨汤 ·············· 29
- 栗子煲鸡汤 ·············· 29
- 淮山杞子乌鸡汤 ·············· 31
- 双菇脊骨汤 ·············· 31
- 灵芝瘦肉汤 ·············· 33
- 海参里脊肉汤 ·············· 33
- 虫草花煲鸡汤 ·············· 34
- 杜仲煲脊骨汤 ·············· 35
- 田七海参瘦肉汤 ·············· 36

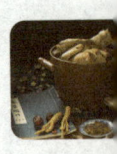

第三章 滋阴补血汤

- 阿胶鸡丝汤 ·············· 37
- 莲藕赤小豆猪蹄汤 ·············· 38

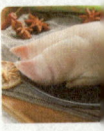

目录

Contents

红枣瘦肉生鱼汤 …… 39
花胶炖老鸭汤 …… 39
花生腐竹鱼头汤 …… 40
木瓜花生排骨汤 …… 41
黑米红枣鸡蛋汤 …… 42
双豆芝麻泥鳅汤 …… 42
田七木耳乌鸡汤 …… 43

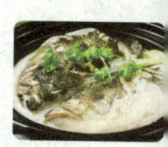

第四章 强筋壮骨汤

牛大力脊骨汤 …… 44
黄豆排骨汤 …… 44
花生鸡脚猪蹄汤 …… 45
花生眉豆鸡脚汤 …… 46
马蹄冬菇鸡脚汤 …… 47
丹田清鸡汤 …… 47
莲藕红枣猪蹄汤 …… 49
黄豆排骨鸡脚汤 …… 49
鸡血藤猪蹄汤 …… 50
栗子花生鸡脚汤 …… 51

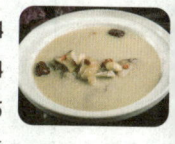

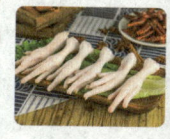

第五章 益肾壮阳汤

核桃杜仲猪腰汤 …… 53

目录

Contents

虫草花鹌鹑汤 …… 54
桂圆当归猪腰汤 …… 54
海参炖瘦肉 …… 55
核桃淮山瘦肉汤 …… 56
冬瓜薏米猪腰汤 …… 57
杜仲猪腰汤 …… 58
干贝瘦肉汤 …… 59
韭菜虾仁汤 …… 59
桑葚猪腰汤 …… 61
莲子淮山老鸽汤 …… 61
莲子芡实瘦肉汤 …… 62
双参蜜枣瘦肉汤 …… 63
巴戟核桃海参汤 …… 64
腐竹冬菇排骨汤 …… 65
何首乌鲤鱼汤 …… 66
蚝干瘦肉汤 …… 67
泥鳅汤 …… 68
黑豆淮山煲鸡汤 …… 69
肉苁蓉豆腐芋头汤 …… 71
枸杞子鲤鱼汤 …… 72
人参天门冬煲鸡汤 …… 73

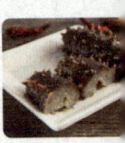
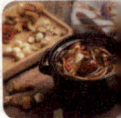
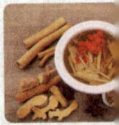

第一章 养生汤的常识

煲汤的诀窍

煲汤的基本操作程序

原料预处理：部分煲汤原料需进行如余水、爆炒、滚和煎等处理。

投料：在煲内加入适量清水，加入主料和配料，然后加盖点火。

煲制：先用猛火加热至汤沸，再改用慢火长时间炖煮至原料软烂滑口。

调味：在汤马上要煲好熄火之前，加入调料调味，随后熄火上席。

原料的加工处理方法

宰杀：家禽、水产等煲汤原料在使用之前都需要宰杀。家禽类原料需去除毛、内脏、淋巴、脂肪等，水产类原料需刮鳞、去鳃、取出内脏等。

清洗：所有煲汤用的原材料在投入煲内之前均需清洗干净。蔬果类原材料的清洗方法较为简单，只要去蒂、皮、瓤和杂质，清洗干净即可。但有些煲汤原料的清洗过程比较复杂，如猪肺，要经过反复多次的注水、挤压，洗至血水消失，猪肺变白为止；又如猪肚、猪肠及猪小肚等，因其带有黏液且异味较重，清洗的时候一定要下足功夫。可用花生油或食盐加少量淀粉擦洗，反复几次后用清水冲洗，以去除黏液和异味；干货类材料，一般需要浸泡一定时间后再清洗。

浸泡：煲汤所用的原料很大一部分是干货，如菜干、冬菇、黄豆、黑豆、银耳、莲子、芡实、薏米、桂圆肉等。要使这些干货的有效成分易于析出，煲汤前必须进行浸泡。浸泡时间的长短，需根据不同原料而定。豆类、坚果以及根茎类中药材等原料的浸泡时间相对较长，一般在1小时以上，如黄豆、黑豆、绿豆、冬菇、莲子、芡实、淮山等；干菜类或花草类中药材等原料的浸泡时间一般在1小时以内即可，如白菜干、银耳、海带、夏枯草、菊花等。若想缩短原料的浸发时间，可根据不同的原料，使用温水或开水浸泡。

煎：水产类原料在煲汤前一般都需经过煎的程序，即烧锅下油，将原料两面煎至金黄色的过程。其主要目的是去除水产类汤料的腥味，使煲出来的汤呈现清香、奶白的状态。

汆水：肉类原料在煲汤前一般都需经过汆水的程序。那么，什么是"汆水"呢？又为什么要汆水呢？汆水，即将原料放入沸水中，煮沸后立即捞起，再用冷水洗净的过程，其主要作用是去除原料的异味及血水，使煲出来的汤更加清甜芳香。

第一章 养生汤的常识

煲汤器具的选择与使用技巧

煲汤以选择质地细腻的瓦煲作为加热器具为佳，这样煲出来的汤会比其他器皿煲出来的汤味道更好。煲制时应加上盖，一方面是减少水分的蒸发，另一方面是陶器的传热性能较差，在加盖慢火加热的情况下，煲内材料的热量不容易散失，有利于鲜美汤水的形成。

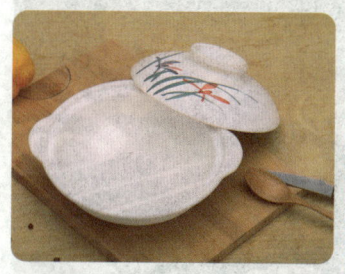

煲汤用水量的把握技巧

用煲法烹制成汤是以汤为主、汤料为辅的菜肴形式。煲汤时由于水分蒸发较多，因而煲汤的用水量可多些。一般来说，下料时固体原料与开水的比例以1：2至2：5较为适宜。也可以按照要得到1碗汤，就要放2碗水去煲这样简单的方法来把握煲汤的用水量。

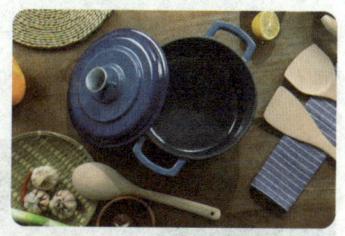

煲汤火候的掌握技巧

煲汤是一种需要较长时间加热的烹调方法，火候与时间的掌握对煲出汤水的质量有较大的影响。一般先用猛火（武火）加热至汤滚沸，然后改用慢火（文火），以较长时间持续加热至原料软烂，一般需要2~3小时。在加热过程中，原料中的部分成分会溶解、分解或分散于汤中，从而形成鲜浓的汤品。

煲汤材料的选择技巧

煲汤使用的原料不同，所煲出汤水的质量与作用也不同。因此，要根据不同的季节、气候条件或个人喜好，选择合适的原料煲汤。夏秋两季，天气炎热，人们更倾向于鲜味足且清润的汤水，所以适宜选择不肥不腻的肉类和清热祛湿的干果、瓜菜作为原料；而春冬两季，正是人体进补调养的好时节，一般要煲些具有滋补作用且滋味浓郁的汤，故可多

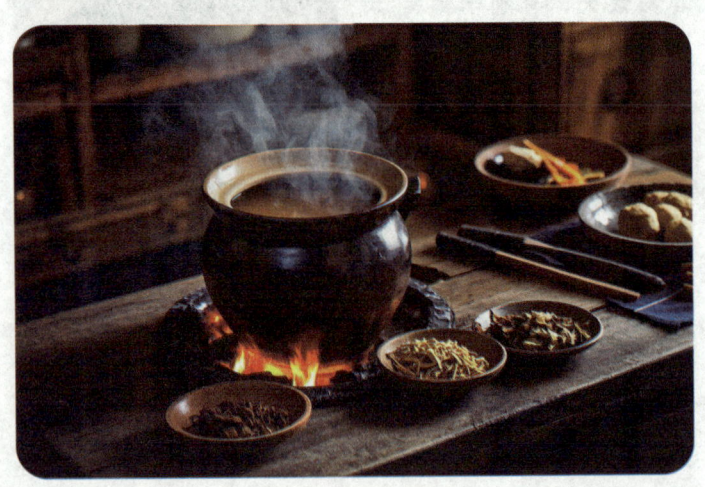

选具有滋补作用、较浓郁香味的原料,如鸡肉、羊肉、桂圆、红枣等。

常用食材分享

芡实

芡实,又名芡实米或鸡头米,味甘、涩,性平,无毒,主要入脾、肾两经。芡实在中医中具有固肾涩精、补脾止泄及利湿健中的功效,常用于治疗腰膝痹痛、遗精、淋浊、带下及大小便失禁等症状。其独特的药用价值使得芡实在中医临床应用中备受推崇。

莲子

莲子,亦被称为莲宝、莲米或藕实,味甘、涩,性平,能够深入心、脾、肾三经,发挥补脾止泻、益肾涩精及养心安神等多重功效。在中医临床应用中,莲子常被用于治疗脾虚久泻、遗精带下及心悸失眠等症状。值得一提的是,莲子心虽味道极苦,却有显著的强心作用,能够有效扩张外周血管,进而降低血压。此外,莲子心还能祛除心火,对于口舌生疮、睡眠障碍等症状,具有显著的治疗效果。

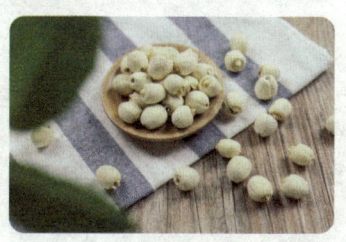

淮山

淮山,又称山药,味甘,性平,主要入肺、脾、肾三经。淮山在中医中具有健脾补肺、益胃补肾、固肾益精及聪耳明目等多重功效。同时,它还能助五脏、强筋骨、安神益智及延年益寿。在治疗脾胃虚弱、倦怠无力、食欲不振、久泄久痢、肺气虚燥、痰喘咳嗽、肾气亏耗及遗精早泄等症状时,淮山常作为重要的用药选择之一。其广泛的应用价值使得淮山在中医临床中备受青睐。

人参

人参,又名山参、园参、黄参或玉精,味甘、微苦,性微温,主要归脾、肺、心、肾四经。人参在中医中被誉为"百草之王",具有补气固脱、健脾益肺、宁心益智及养血生津等多重功效。在治疗大病、久病或失血、脱水导致的元气欲脱、神疲脉微等症状时,人参常作为首选药材。同时,它还能有效改善脾气不足、肺气虚弱、心气虚衰及血虚肾虚等引发的多种症状,如食少倦怠、呕吐泄泻、气短喘促、咳嗽无力、失眠多梦、惊悸健忘、体虚多汗、口渴消渴及萎黄眩晕等。

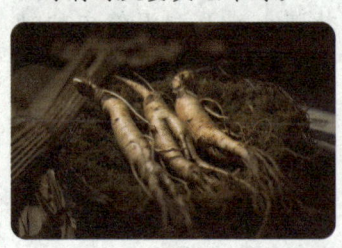

玉竹

玉竹,亦称玉参,味甘,性平,主要归肺、胃两经。玉竹在中医中具有润肺滋阴、养胃生津的功效,常用于治疗燥热咳嗽、虚劳久咳、内热消渴及阴虚外感等症状。此外,它还能有效缓解寒热鼻塞、头目昏眩及筋脉挛痛等症状。

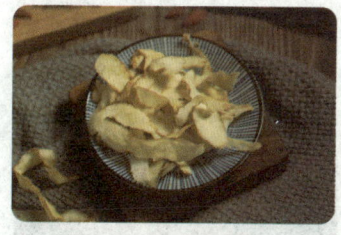

党参

党参,又名东党、台党等,味甘,性平,主要归脾、肺两经。党参在中医中具有健脾补肺、益气养血及生津止渴的功效。常用于治疗脾胃虚弱、食少便溏、倦怠乏力、肺虚喘咳、气短懒言、自汗及血虚萎黄等症状。其独特的药性使得党参

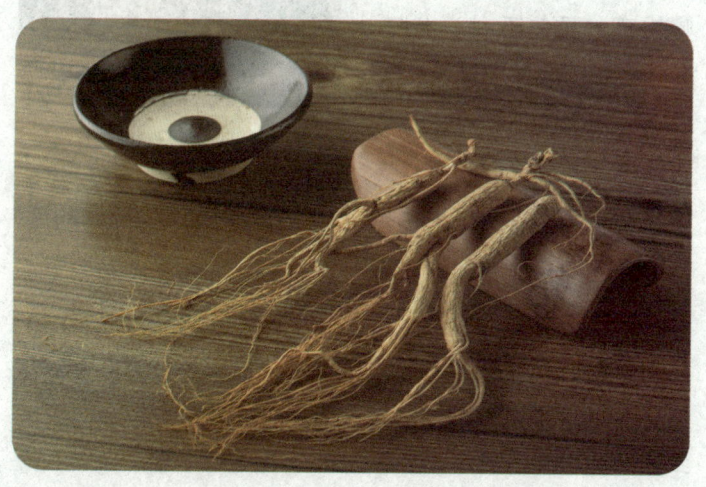

在中医临床中成为治疗脾胃虚弱及肺虚喘咳等症状的首选药材之一。

薏米

薏米,亦称薏仁或薏苡仁,味甘、淡,性微寒,主要归脾、胃、肺三经。薏米在中医中具有健脾利水、利湿除痹、清热排脓及清利湿热的功效。在治疗泄泻、筋脉拘挛、屈伸不利、水肿、脚气、肠痈、淋浊及白带等症状时,薏米常是重要的用药选择。其广泛的应用价值使得薏米在中医临床中占据重要地位。

沙参

沙参,亦称知母或白沙参,味甘、微苦,性微寒,主要归肺、胃两经。沙参在中医中具有清肺化痰、养阴润燥及益胃生津的功效。常用于治疗阴虚发热、肺燥干咳、肺痿痨嗽、痰中带血、喉痹咽痛及津伤口渴等症状。其独特的药性使得沙参在中医临床中成为治疗阴虚肺燥症状的常用药材之一。

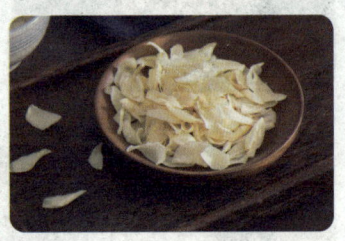

百合

百合,又名重迈或中庭,味甘、微苦,性平,主要归肺、心、肾三经。百合在中医中具有养阴润肺、清心安神的功效。常用于治疗阴虚久咳、痰中带血、咽痛失音、虚烦惊悸、失眠多梦及精神恍惚等症状。此外，百合还能有效缓解痈肿等症状。

南杏仁

南杏仁，又称甜杏仁，味甘，性平，无毒，主要归肺、大肠两经。南杏仁在中医中具有润肺养颜、止咳祛痰及润肠通便的功效。常用于治疗虚劳咳喘、肠燥便秘等症状。其独特的药性使得南杏仁在中医临床中备受重视，是治疗肺燥及肠燥症状的常用药材之一。

灵芝

灵芝，亦称灵芝草或木灵芝等，味甘、苦，性平，主要归心、肺、肝、脾四经。灵芝在中医中具有养心安神、补肺益气及滋肝健脾的功效。常用于治疗虚劳体弱、神疲乏力、心悸失眠、头目昏晕及久咳气喘等症状。其独特的药用价值使灵芝在中医临床中成为治疗虚劳症状的常用药材之一。同时，灵芝还能有效改善食少纳呆等症状，有助于提高患者的生活质量。

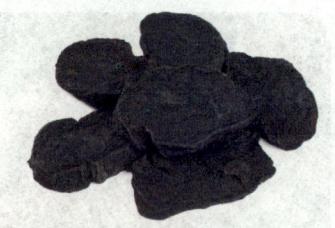

何首乌

何首乌，又名首乌或赤敛，味苦、甘、涩，性微温，主要归肝、肾两经。此药材在中医中具有补肝肾、益精血、润肠通便、祛风解毒及截疟等多重功效。它被广泛用于治疗肝肾精血不足所致的腰膝酸软、遗精耳鸣、头晕目眩、心悸失眠及须发早白等症状。此外，何首乌还能有效缓解脾燥便秘、风疹癣疥、皮肤瘙痒、疟疾、瘰疬、脾性风、痔疮及疮痈等病症。

红枣

红枣，味甘，性平，主要入脾、胃两经。红枣在中医中具有补益脾胃、滋养气血、养心安神、益智健脑及增强食欲的功效。常用于治疗脾胃虚弱、食少便溏、气血亏损、体倦无力及面黄肌瘦等症状。同时，红枣还能

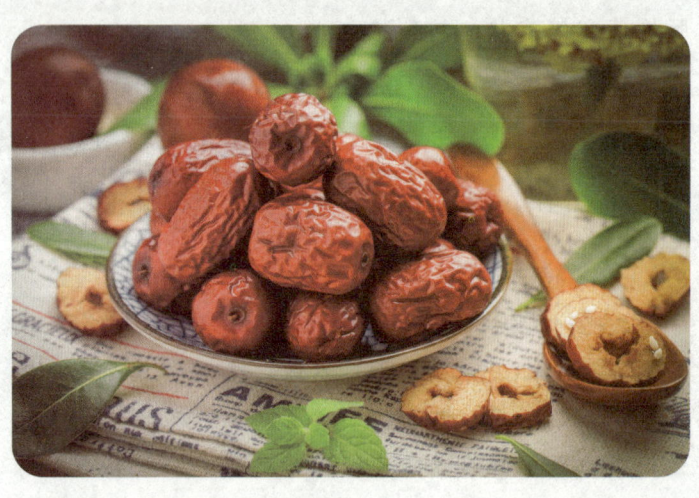

有效缓解妇女血虚脏躁及精神不安等症状。

蜜枣

蜜枣是由鲜枣加工而成的蜜饯，其色泽金黄如琥珀，切割后纹缕如金丝，光艳透明且肉厚核小，保留了天然枣香。蜜枣在中医中具有补益脾胃、养心安神、滋养阴血及缓和药性等功效。其独特的口感和药性使得蜜枣在中医临床中常作为辅助治疗的药材之一。

生地黄

生地黄，又称干地黄或原生地等，味甘、苦，性微寒，主要归心、肝、肾三经。生地黄在中医中具有清热养阴及生津凉血的功效。常用于治疗温热病导致的高热、口渴及出血等症状。其独特的药性使得生地黄在中医临床中成为治疗温热病症的常用药材之一。

枸杞子

枸杞子，又称甘杞或贡杞，味甘，性平，主要归肝、肾、肺三经。枸杞子在中医中具有补肾益精、养肝明目、润肺生津及延年益寿的功效。常用于治疗肝肾亏虚导致的腰膝酸软、阳痿遗精、头晕目眩及视物不清等症状。同时，枸杞子还能有效缓解虚劳咳嗽及消渴等症状。

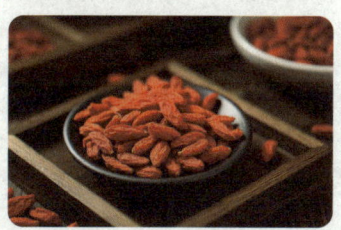

桂圆肉

桂圆肉，又称龙眼肉，味甘，性温。桂圆肉在中医中具有开胃益脾、养血安神及补虚长智的功效。常用于治疗贫血及因缺乏尼克酸造成的皮炎、腹泻、痴呆及精神失常等症状。同时，桂圆肉对癌细胞还具有一定的抑制作用。

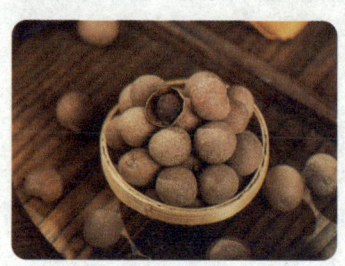

熟地黄

熟地黄，又称熟地，味甘，性微温，主要归肝、肾两经。熟地黄在中医中具有补血滋阴、益精填髓、强心、利尿及降血糖等多重功效。同时，它还能增强免疫功能。在治疗肝肾阴虚导致的腰膝酸软、骨蒸潮热、盗汗遗精及内热消渴等症状时，熟地黄常作为重要的药材之一。此外，它还能有效缓解血虚萎黄、心悸怔忡、月经不调及崩漏下血等症状。

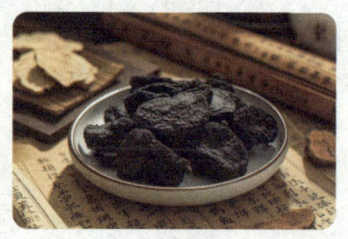

土茯苓

土茯苓又称土苓、红土苓，味甘、淡，性平，主要归肝、胃两经。具有解毒散结、祛风通络、利湿泄浊的功效，主治梅毒、喉痹、痈疽恶疮、瘰疬、癌瘤、筋骨挛痛、水肿、淋浊、泄泻、脚气、湿疹疥癣、汞中毒等病症。

白茅根

白茅根，亦称茅根、兰根或茹根，味甘，性寒，主要归心、肺、胃、膀胱四经。此药材在中医中具有凉血止血、清热生津及利尿通淋的功效。它被广泛用于治疗血热吐血、衄血、咯血、尿血、崩漏、紫癜等症状。此外，白茅根还能有效缓解热病烦渴、胃热呕逆、肺热喘咳、小便淋沥涩痛、水肿及黄疸等病症。

北杏仁

北杏仁，又称苦杏仁，味苦、辛，性微温，有小毒，主要归脾、肺两经。北杏仁在中医中具有宣肺止咳、降气平喘、润肠通便及杀虫解毒等多重功效。常用于治疗咳嗽、喘促胸闷、喉痹咽痛及肠燥便秘等症状。同时，它还能有效缓解虫毒疮疡等症状。但需要注意的是，由于北杏仁含有一定的毒性，因此在使用时需谨慎。

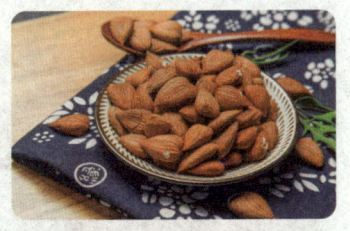

夏枯草

夏枯草，又称铁色草、大头花或夏枯头，味苦、辛，性寒，主要归肝、胆两经。此药材在中医中具有疏肝泻火、解郁散结及消肿解毒的功效。它被广泛用于治疗头痛眩晕、烦热耳鸣、目赤畏光等症状。此外，夏枯草还能有效缓解目珠疼痛、胁肋胀痛、瘰疬瘿瘤、乳痈、痄腮、疖肿及肝炎等病症。

雪蛤

雪蛤，又称雪蛤膏，味甘、咸，性平和。雪蛤在中医中具有补肾益精及养阴润肺的功效。常用于治疗身体虚弱、病后失调、神疲乏力、精神不足、心悸失眠及盗汗不止等症状。同时，它还能有效缓解咳嗽咯血等症状。其独特的药性使得雪蛤在中医临床中备受重视，是治疗虚劳症状的常用药材之一。

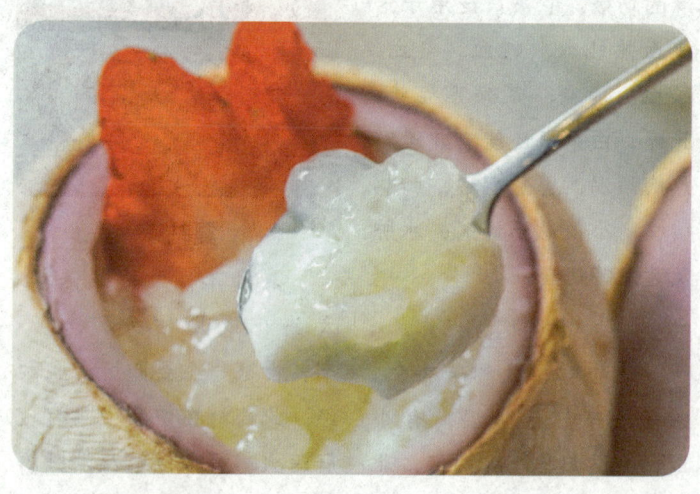

无花果

无花果，亦称天生子或文仙果，味甘，性平，无毒。在中医理论中，无花果具有健脾益肺、滋养润肠及利咽消肿等多重功效。它常被用于治疗消化不良、食欲不振、阴虚咳嗽（尤其是干咳无痰）以及咽喉疼痛等症状。无花果的温和性质使其成为许多中医方剂中的重要成分。

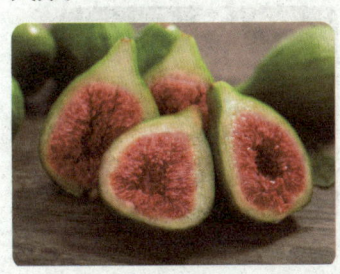

罗汉果

罗汉果，亦被称为假苦瓜或拉汉果，味甘，性凉，主要归肺、脾两经。此药材在中医中具有清肺利咽、化痰止咳及润肠通便的功效。它常被用于治疗痰火咳嗽、咽喉肿痛、伤暑口渴及肠燥便秘等症状。罗汉果的清凉性质使其成为夏季消暑解毒的佳品。

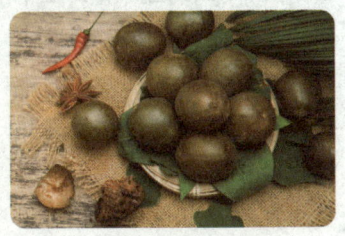

玄参

玄参，又称元参、乌元参或黑参，味苦、甘、咸，性微寒，主要归肺、胃、肾三经。玄参在中医中具有清热凉血、养阴生津、泻火解毒及软坚散结的功效。它常被用于治疗热病伤津所致的口燥咽干、大便燥结及消渴等症状。玄参的清热凉血作用尤为显著，是许多清热方剂中的关键成分。

川贝

川贝，又称贝母或川贝母，味苦、甘，性微寒，主要归肺、心两经。川贝在中医中具有清热化痰、润肺止咳及散结消肿的功效。它常被用于治疗虚劳久咳、肺热燥咳、肺痈吐脓、瘰疬结核、乳痈及疮肿等症状。川贝的润肺止咳作用尤为显著，是许多止咳方剂中的重要成分。

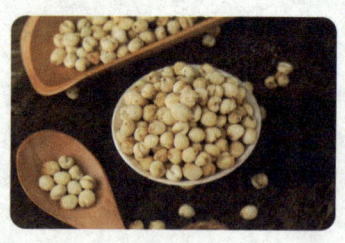

麦冬

麦冬，又称麦门冬，味甘、微苦，性微寒，主要归肺、胃、心三经。麦冬在中医中具有滋阴润肺、益胃生津及清心除烦的功效。它常被用于治疗肺燥干咳、阴虚劳嗽、肺痈、咽喉疼痛等症状。此外，麦冬还能有效缓解津伤口渴、内热消渴、肠燥便秘、心烦失眠及血热吐衄等病症。

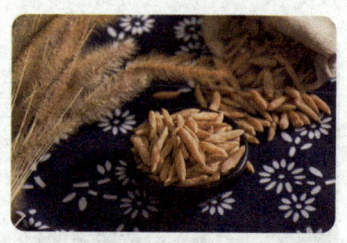

丹参

丹参，又名郄蝉草、赤参或木羊乳，味苦、微辛，性微寒，主要归心、脾、

第一章 养生汤的常识

肝、肾四经。此药材在中医中具有活血祛瘀、养血安神及凉血消肿的功效。它被广泛用于治疗瘀血所致的疼痛（如头、胸、胁、腹疼痛）、积聚、月经不调、痛经、经闭、产后瘀滞腹痛等症状。此外，丹参还能有效缓解关节痹痛、跌打瘀肿、温病心烦、血虚心悸及疮疡肿毒等病症。

车前草

车前草，又称车轮菜、车前或当道，味甘，性寒，主要归肾、膀胱、肝三经。车前草在中医中具有清热利尿、凉血解毒的功效。它常被用于治疗热结膀胱所致的小便不利、淋浊带下、水肿黄疸等症状。此外，车前草还能有效缓解泻痢、肺热咳嗽、肝热目赤、咽痛乳蛾、衄血、尿血及痈肿疮毒等病症。

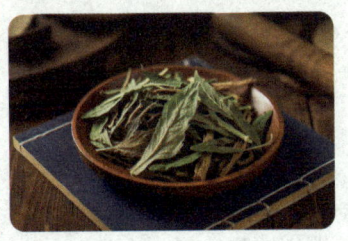

田七

田七，亦称三七、金不换或三七参，味甘、微苦，性温，主要归肺、心、肝、大肠四经。此药材在中医中具有祛瘀止血、消肿止痛及降低胆固醇的功效。它被广泛用于治疗跌打瘀肿疼痛、瘀血内阻所致的胸腹及关节疼痛等症状。此外，田七还能促进各类血细胞分裂生长，具有显著的补血功效。

黄芪

黄芪，又称王孙或黄耆，味甘，性微温，主要归脾、肺两经。黄芪在中医中具有补气升阳、固表止汗、行水消肿及托毒生肌的功效。它被广泛用于治疗内伤劳倦、神疲乏力、脾虚泄泻等症状。此外，黄芪还能有效缓解肺虚喘咳、胃虚下垂、久泄脱肛、阴挺、吐血、便血、崩漏、带下、表虚自汗、盗汗、水肿、血痹以及痈疽难溃或溃久不敛等病症。

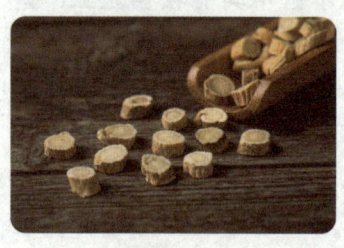

鸡骨草

鸡骨草，亦称黄头草、黄仔强或大黄草，味甘、微苦，性凉，主要归肝、胆、胃三经。鸡骨草在中医中具有清热利湿、散瘀止痛的功效。它常被用于治疗黄疸型肝炎、小便刺痛及胃脘痛等症状。此外，鸡骨草还能有效缓解风湿骨节疼痛、跌打瘀血肿痛及乳痈等病症。

当归

当归，亦称干归、马尾当归或秦归等，味甘、辛、微苦，性温，主要归肝、心、脾三经。当归在中医中具有补血、活血、调经、止痛及润肠通便的功效。它常被用于治疗血虚血瘀所致的眩晕、头痛、心悸、肢麻、月经不调、经闭、痛经、崩漏、结聚、虚寒腹痛、痿痹、赤痢后重、肠燥便难、跌打肿痛以及痈疽疮疡等症状。当归的补血作用尤为显著，是许多补血方剂中的重要成分。

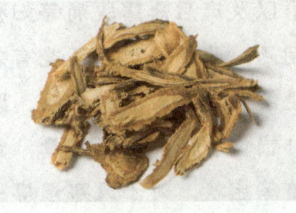

白术

白术，又称山蓟、山精或乞力伽等，味苦、甘，性温，主要归脾、胃两经。此药材在中医中具有健脾益气、燥湿利水、固表止汗及安胎的功效。它被广泛用于治疗脾气虚弱所致的食少、腹胀、大便溏泻等症状。此外，白术还能有效缓解痰饮水肿、小便不利、湿痹酸痛、气虚自汗以及胎动不安等病症。

阿胶

阿胶，亦称驴皮胶、傅致胶或盆覆胶等，味甘，性平，主要归肺、心、肝、肾四经。阿胶在中医中具有补血、止血、滋阴、润燥的功效。它被广泛用于治疗血虚所致的萎黄、眩晕、心悸、虚劳咯血、衄血、吐血、便血、尿血、血痢以及妊娠胎漏、崩漏等症状。此外，阿胶还能有效缓解肺虚燥咳、虚风擅搦、虚烦失眠等病症。阿胶的补血作用全面且持久，是许多补血方剂中的核心成分。

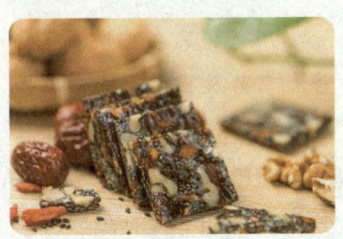

黄精

黄精,又称老虎姜或兔竹等,味甘,性平,主要归脾、肺、肾三经。此药材在中医中具有健脾益气、滋肾填精及润肺养阴的功效。它被广泛用于治疗阴虚劳嗽所致的肺燥干咳、脾虚食少、倦怠乏力、口干消渴以及肾亏所致的腰膝酸软、阳痿遗精、耳鸣目暗、须发早白、体虚羸瘦、风癞癣疾等病症。黄精的滋补作用全面且温和,是许多滋补方剂中的重要成分。

川芎

川芎,又名香果、雀脑芎、京芎及贯芎,味辛,性温,主要归肝、胆、心三经。在中医理论中,川芎具有活血行气、祛风止痛的显著功效。它被广泛用于治疗多种症状,包括月经不调、痛经、经闭、难产、胞衣不下以及产后恶露腹痛等妇科问题。此外,川芎还能有效缓解肿块、心胸胁疼痛、跌打损伤肿痛、头痛眩晕、目暗等症状。对于风寒湿痹引起的肢体麻木以及痈疽疮疡等外科疾病,川芎同样具有显著的治疗效果。

杜仲

杜仲,又名扯丝皮、丝棉皮、思仙及思仲,味甘、微辛,性温,主要归肝、肾两经。杜仲在中医中具有补肝肾、强筋骨、安胎的功效。它被广泛用于治疗腰膝酸痛、阳痿、遗精、尿频及小便余沥等症状。对于阳亢眩晕、风湿痹痛及阴下湿痒等患者，杜仲也有一定的疗效。此外，它还能有效缓解胎动不安、漏胎小产等妇科问题，是中医临床中常用的滋补肝肾、强筋健骨药材。

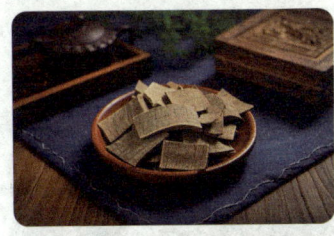

天麻

天麻，又称定风草、赤箭或明天麻等，味甘、辛，性平，主要归肝经。天麻在中医中具有平肝熄风及祛风止痛的功效。它常被用于治疗风痰所致的眩晕、偏正头痛、肢体麻木、半身不遂等症状。天麻的熄风作用尤为显著，是许多治疗风痰方剂中的重要成分。

酸枣仁

酸枣仁，又称枣仁，味甘、微酸，性平，主要归心、肝、胆三经。酸枣仁在中医中具有养心安神、益阴敛汗及补肝宁心的功效。它常被用于治疗肝血不足、虚烦不眠及体虚多汗等症状。对于津伤口渴的患者，酸枣仁也有一定的疗效。酸枣仁的安神作用温和而持久，是中医临床中常用的养心安神药材。

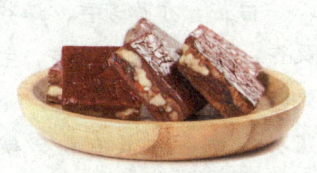

柏子仁

柏子仁，亦称柏实、柏子、柏仁及侧柏子，味甘，性平，主要归心、肾、大肠三经。此药材在中医中具有养心安神、润肠通便的多重功效。它常被用于治疗惊悸怔忡、失眠健忘及自汗盗汗等症状。对于遗精及肠燥便秘等患者，柏子仁也有一定的疗效。柏子仁的安神作用温和而持久，同时能够润肠通便，是中医临床中常用的养心安神、润肠通便药材。

白芷

白芷，亦称芳香、泽芬及香白芷，味辛，性温，主要归肺、胃、大肠三经。此药材在中医中具有祛风解表、散寒止痛、除湿通窍及消肿排脓的多重功效。它常被用于治疗风寒感冒、头痛、眉棱骨痛及齿痛等症状。对于目痒泪出、鼻塞、鼻渊等五官疾病，白芷也有一定的疗效。此外，它还能有效缓解湿盛久泻、肠风痔漏、赤白带下及痈疽疮疡等症状，对于瘙痒疥癣及毒蛇咬伤等外科疾病，白芷同样具有显著的治疗效果。

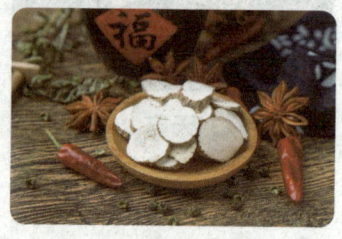

巴戟天

巴戟天，亦称鸡肠风、巴戟、巴吉天及戟天，味辛、甘，性微温，主要归肝、肾两经。此药材在中医中具有补肾阳、强筋骨、祛风湿的多重功效。它常被用于治疗肾虚阳痿、遗精滑泄、少腹冷痛及遗尿失禁等症状。对于宫寒不孕的女性患者，巴戟天也有一定的疗效。此外，它还能有效缓解腰膝酸痛、风寒湿痹及风湿脚气等症状，是中医临床中常用的补肾壮阳、强筋健骨药材。

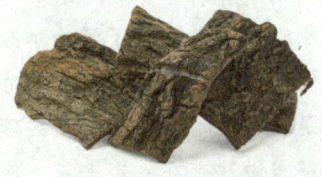

桑寄生

桑寄生，又称寄生、桑上寄生及寓木，味苦、甘，性平，主要归肝、肾两经。桑寄生在中医中具有补肝肾、强筋骨、祛风湿及养血安胎的显著功效。它被广泛用于治疗肝肾不足、血虚失养所致的关节不利、筋骨痿软及腰膝酸痛等症状。此外，桑寄生还能有效养血安胎气、补肾固胎元，对于血虚胎动不安的孕妇有显著的疗效。桑寄生的滋补作用全面而温和，是中医临床中常用的滋补肝肾、强筋健骨药材。

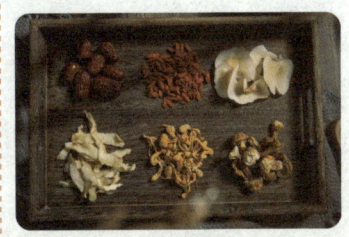

煲汤的注意事项

煲汤五大禁忌

避免中途加冷水

在精心煲汤的过程中，有一个关键细节要牢记，那便是不可随意开盖添加冷水。这是因为，正在接受高温加热的肉类一旦遭遇冷水刺激，其肉质会迅速收缩，导致其中的蛋白质难以有效溶出。这一行为不仅会削弱汤的鲜香味，还会对整体口感造成不良影响，使得精心煲制的汤品失去其应有的风味。

不宜过早放盐

煲汤时，放盐的时机同样需要谨慎对待。一般而言，在汤即将煲好的前5分钟左右加盐较为适宜。这是因为，过早加盐会导致肉中的蛋白质提前凝固，使其不易溶解于汤中。如此一来，汤色会变得暗淡无光，浓度不足，外观与口感均大打折扣。

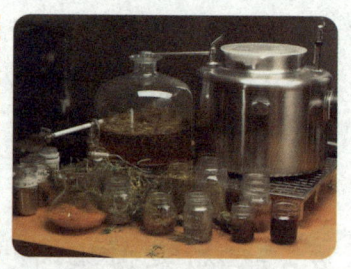

慎用调料，保持原汁原味

煲汤时，对于葱、姜、料酒等调料的添加要格外小心，以免掩盖了汤汁本身的鲜美滋味。需要注意的是，不同地区对于煲汤的理解与做法存在一定差异。例如，北方人在煲汤时往往习惯于加入葱、姜、花椒、大料、味精、料酒等香料，而在广东人的煲汤理念中，更注重保留汤的原汁原味，这些额外的香料并非必需，如需提味，仅需一片姜便已足够。

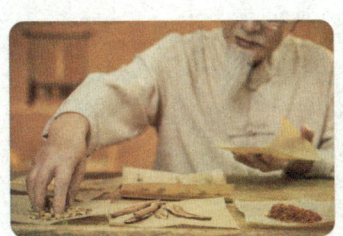

避免猛火久煮

在煲制广东老火汤时，需避免长时间使用猛火烹制，以免汤汁过于沸腾。同时，长时间猛火烹制不仅会影响汤料中营养成分的充分分解与均匀分散，还会加剧肉中蛋白质分子的剧烈运动，导致汤变得浑浊不清，口感受损。

酱油添加需谨慎

在汤即将煲制完成之际，为了增添一丝鲜味，可以适量加入酱油。不过，这一步骤同样需要把握好分寸，不可过早或过量添加。因为过早或过量添加的酱油会导致汤味变酸，颜色也变得暗淡发黑，从而影响整体的口感和感官体验。因此，在添加酱油时务必谨慎行事，以确保汤品最终的优良品质。

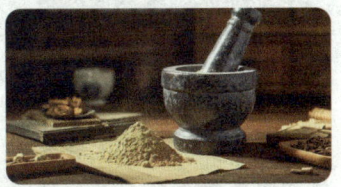

煲汤的好处

煲汤，作为一种完美融合了食材精华与时间的烹饪艺术，不仅味道醇厚、营养丰富，更蕴含着多重益处。这些好处往往在日常生活的点滴中悄然显现，而非单一维度的健康声明所能完全概括。以下是几点煲汤益处。

情感联结的媒介：在慢火熬制汤品的过程中，煲汤成为家庭成员间情感交流的温馨时刻。无论是挑选食材、调整火候，还是围坐共享，这些共同参与的细节，无形中加深了家人间的情感纽带，让餐桌上的每一碗汤都充满了爱的温度。

季节养生的智慧：根据四季变换选择合适的煲汤食材，是中医养生智慧的体现。比如，冬季选用温补的羊肉、当归等食材煲汤，有助于驱寒暖身；夏季人们则偏爱清热解暑的绿豆、冬瓜等食材，帮助调节体内平衡。这种顺应自然规律的饮食方式，让身体在不同季节都能得到最适宜的滋养。

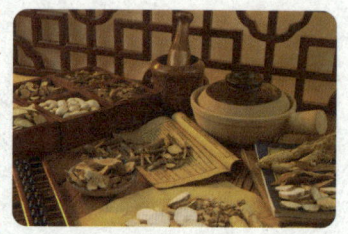

简化烹饪的艺术：对于忙碌的现代人而言，一锅精心准备的汤品，往往能以一菜抵多菜，简化餐桌上的准备流程。汤品不仅营养均衡，还能确保即使工作再忙，也能让家人享受到健康美味的餐食，是高效生活中的一抹亮色。

激发食材潜能：煲汤的过程实质上是对食材深度烹饪的一种形式。在长时间的炖煮中，能够让食材中的营养成分，如蛋白质、维生素、矿物质等更加充分地释放出来，变得易于人体吸收。一

第一章 养生汤的常识

些平时不易消化的食材,如根茎类蔬菜和硬骨鱼类,在汤中也能展现出别样的风味与营养。

促进食欲与消化:汤品中的水分和温和的味道,有助于刺激人体唾液分泌,增进食欲。同时,汤中的营养成分易于被人体消化吸收,对于消化系统功能较弱的人群尤为适宜,能够帮助他们改善消化功能,促进营养的摄取。

煲汤不仅仅是一种日常饮食习惯,更是一种融合了健康理念、情感交流与文化内涵的生活方式。它以一种温柔而持久的方式,滋养着我们的身体与心灵,让平凡的日子因这一碗碗汤而变得更加温馨、美好。

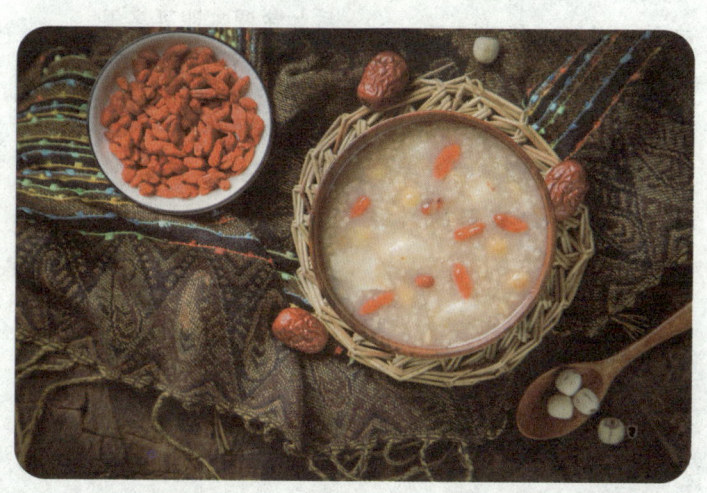

第二章　滋补强身汤

人参鹌鹑汤

【养生功效】

此款汤品富含多种滋补成分，能够强身健体、消除疲劳、提振精神，同时具有补中益气、健脾益肺、宁心益智、养血生津的显著效果。它非常适合心气虚衰、身体虚弱、咳嗽哮喘、失眠多梦以及神经衰弱的人群饮用。

【制作流程】

1. 将鹌鹑宰杀后，仔细清洗干净；猪瘦肉洗净，切成厚片备用。

2. 鲜人参和桂圆肉分别洗净，以待入锅。

3. 在锅中加入适量的清水，煮沸后依次放入所有准备好的材料。待再次煮开后，转小火慢炖3小时，最后加盐调味即可享用。

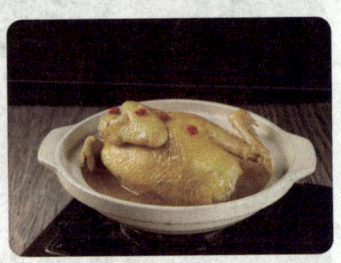

【温馨提示】

鹌鹑肉富含卵磷脂，这种物质能够生成溶血磷脂，可有效抑制血小板凝聚，防止血栓形成，保护血管壁健康，从而预防动脉硬化。此外，磷脂还是高级神经活动不可或缺的营养物质，对健脑益智具有积极作用。

黑豆红枣排骨汤

【养生功效】

此汤品补而不腻，具有强健体魄、健脾开胃、补肾益阴、补血养颜的显著功效。尤其适合体质虚弱、贫血的人群饮用，有助于改善身体状况。

【制作流程】

1. 猪排骨洗净后斩成小段，进行汆水处理。

2. 黑豆提前半天浸泡并洗净；红枣洗净后去核备用。

3. 在煲内加入适量的清水，煮沸后放入以上所有材料。用猛火煮沸后转小火慢炖2小时，最后加盐调味即可。

【温馨提示】

黑豆表皮富含花青素，这是一种优质的抗氧化剂来源。在胃的酸性环境下，花青素能够发挥出色的抗氧化效果，有助于养颜美容、促进肠胃蠕动。

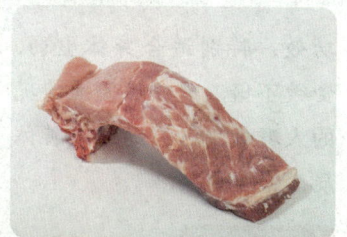

栗子煲鸡汤

【养生功效】

此汤品具有滋润养生、健脾养胃、补肾强心的多重

滋补养生汤

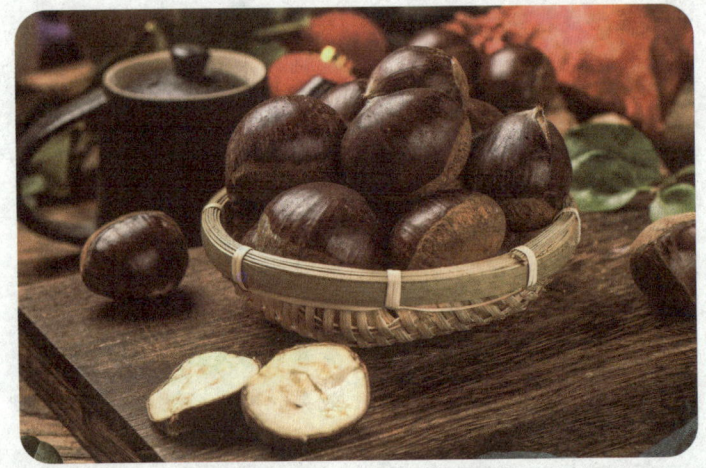

功效。特别适合身体虚弱、食欲不振、有吐血便血情况的人群饮用,有助于改善体质、恢复健康。

【制作流程】

1. 将光鸡洗净后斩成大块备用。

2. 栗子肉用热水烫过后去衣洗净;香菜和姜分别洗净,切碎和切末。

3. 在锅中加入适量的清水,煮沸后放入鸡和栗子。用猛火煮沸后转小火慢炖2小时,最后加盐、香菜调味即可。

【温馨提示】

生板栗去皮的方法:将板栗切成两瓣后去掉外壳,放入盆中,加开水浸泡片刻后用筷子搅拌,即可轻松去皮。但需注意浸泡时间不宜过长,以免营养流失。

淮山杞子乌鸡汤

【养生功效】

此汤品具有补肝益肾、健脾补肺、强壮身体、延年益寿的显著功效。特别适合脾胃虚弱、倦怠无力、食欲不振、肺气虚燥的人群饮用,有助于增强体质、提高生活质量。

【制作流程】

1. 淮山和枸杞子分别洗净备用。

2. 乌鸡洗净后斩件,进行氽水处理。

3. 将所有材料放入炖盅内,加入适量的开水,隔水炖煮3小时,最后加盐调味即可享用。

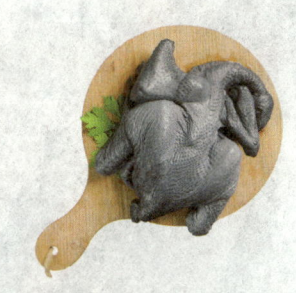

【温馨提示】

乌鸡在食疗中常与多种食材配伍使用,如银耳、黑木耳、茯苓、山药、红枣等,以增强其滋补效果。

双菇脊骨汤

【养生功效】

此汤品清香爽口,具有补虚扶正、强身健体、健脾益气、开胃消食的显著功效。特别适合高血压、心血管病患者以及肥胖人

滋补养生汤

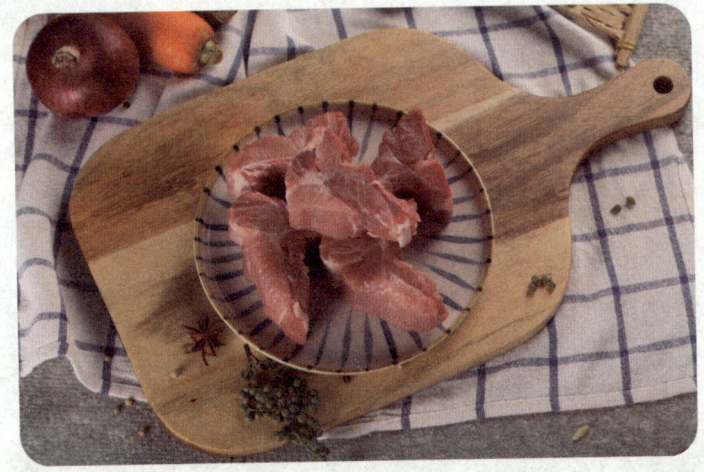

群饮用,有助于改善健康状况。

【制作流程】

1. 猪脊骨洗净后斩件,进行汆水处理备用。

2. 茶树菇浸泡洗净后去蒂切段;冬菇洗净备用;老姜去皮洗净切片。

3. 在煲内加入适量的清水,煮沸后放入所有材料。用猛火煮沸后转小火慢炖2.5小时,最后加盐调味即可。

【温馨提示】

茶树菇富含人体所需的多种氨基酸、矿物质和微量元素以及抗癌多糖等成分,外观诱人,肉质脆嫩,味道鲜美香浓,口感极佳。

灵芝瘦肉汤

【养生功效】

此汤品具有补气益气、健体强身、消除疲劳、提高人体免疫力的显著功效。特别适合病后精神不振、食欲欠佳、失眠的人群饮用，有助于恢复体力和精神状态。

【制作流程】

1. 猪瘦肉洗净后切成大块进行氽水处理。

2. 党参和灵芝分别浸泡洗净；蜜枣洗净备用。

3. 在煲内加入适量的清水煮沸后放入以上所有材料。用猛火煮沸后转小火慢炖3小时，最后加盐调味即可享用。

【温馨提示】

灵芝富含稀有元素"锗"，这种元素能够提高人体血液吸收氧的能力1.5倍，从而促进新陈代谢并延缓老化过程。此外，灵芝还具有增强皮肤自身修护功能的功效。

海参里脊肉汤

【养生功效】

此汤品具有强身健体、促进人体生长发育、延缓衰老、健肤美容的显著功效。特别适合精力不足、气血不足、神经衰弱的人群饮用，有助于改善身体状况和肤质。

【制作流程】

1. 海参洗净后切段，进行氽水处理；猪里脊肉洗净后切成大块,进行汆水处理;鸡蛋角切成小片备用。

2.在煲内加入适量的清水,煮沸后放入里脊肉和海参。用猛火煮沸后转小火慢炖2小时。

3.加入鸡蛋角后再炖煮片刻,最后加盐调味即可享用。

【温馨提示】

发好的海参不宜久存,最好不超过3天。存放期间需用凉水浸泡并每天换水2~3次以保持新鲜度。同时需避免沾油,以免影响口感和品质。可放入不结冰的冰箱中保存以备后用。

虫草花煲鸡汤

【养生功效】

此款汤水以其鲜美的味道和多重滋补功效而著称。它不仅能够益精补髓、滋阴补血,还具有补肾润肺、温中益气的显著效果。尤其适合病后体弱、肾虚阳痿、腰膝酸痛的人群饮用,有助于恢复体力和改善身体状况。

【制作流程】

1.将光鸡仔细洗净后斩件;猪瘦肉同样洗净切块,并进行汆水处理以去除血沫。

2.桂圆肉和虫草花分别浸泡30分钟,确保充分吸水后洗净备用。

3.在煲内加入适量的清水,煮沸后依次放入以上准备好的材料。待再次煮沸后,转小火慢炖3小时,最后加盐调味即可享用。

第二章 滋补强身汤

【温馨提示】

虫草花并非真正的花，而是人工培养的虫草子实体，属于菌类的一种。其外观以橙色或黄色的"草"为主，没有虫体。尽管形态与虫草有所不同，但虫草花的功效却与虫草相近，具有滋肺补肾护肝、抗氧化、防衰老、抗菌消炎等多重作用。

杜仲煲脊骨汤

【养生功效】

此款汤水以强身健体、滋补益养、强壮筋骨为主要功效。特别适合筋骨酸软、跌打损伤、关节疼痛的人群饮用，有助于缓解疼痛、恢复体力。

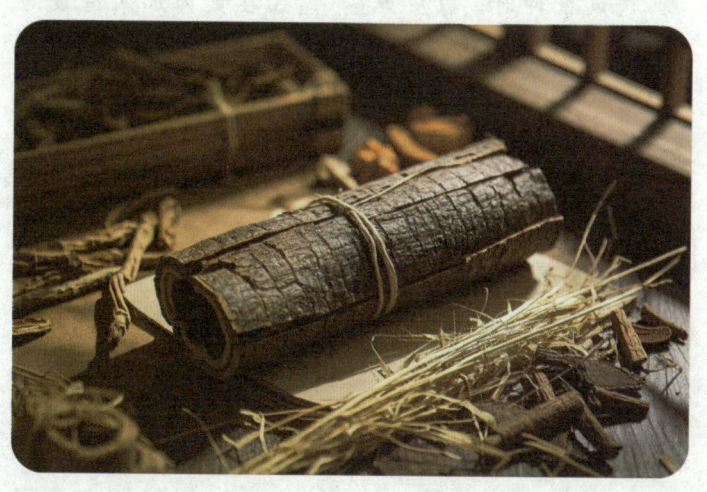

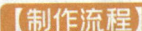 滋补养生汤

【制作流程】

1. 杜仲和桑寄生分别浸泡并洗净；蜜枣洗净备用。

2. 猪脊骨斩件后洗净，进行汆水处理。

3. 在煲内加入适量的清水，煮沸后依次放入以上材料。待再次煮沸后，转小火慢炖3小时，最后加盐调味即可。

【温馨提示】

选购杜仲时，以皮厚而大、粗皮干净、内表面暗紫色、断面银白胶丝多而长者为佳。这样的杜仲品质上乘，滋补效果更佳。

田七海参瘦肉汤

【养生功效】

此款汤水融合了滋阴补肾、壮阳益精、健脾养胃、活血止血等多重功效。特别适合精力不足、气血不足、溃疡的人群饮用，有助于改善体质、促进健康。

【制作流程】

1. 瘦肉洗净切块后进行汆水处理。

2. 海参洗净后切厚片，同样进行汆水处理；田七洗净后打碎备用；蜜枣洗净备用。

3. 在煲内加入适量的清水，煮沸后依次放入以上准备好的材料。待再次煮沸后，转小火慢炖3小时，最后加盐调味即可。

【温馨提示】

若海参为干货保存，最好将其放在密封的木箱中，以防潮防虫。这样的保存方式能够确保海参的品质和口感。

第三章　滋阴补血汤

阿胶鸡丝汤

【养生功效】

此款汤水以补血滋阴、养血调经为主要功效。特别适合妇女阴血不足、月经漏下不止、面黄眩晕、心烦不眠的人群饮用,有助于调节月经、改善体质。

【制作流程】

1. 鸡胸肉洗净后切成细丝备用。

2. 在煲内注入适量的清水,煮沸后放入阿胶,煮至完全溶化。

3. 加入鸡丝煮至熟透,加盐调味即可享用。

【温馨提示】

阿胶虽然具有显著的滋补效果,但其特殊的膻味可能不易被人接受。通过本汤所介绍的制作方法,可以消除部分膻味,使汤品更加美味可口。

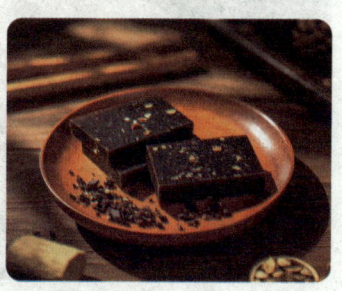

莲藕赤小豆猪蹄汤

【养生功效】

此款汤水融合了滋阴补血、健身强体、益胃健脾、养血补益等多重功效。特别适合烦躁口渴、脾虚泄泻、食欲不振的人群饮用,有助于改善脾胃功能、增强体质。

【制作流程】

1. 莲藕去皮洗净后切块;赤小豆浸泡1小时后洗净备用。

2. 猪蹄放水中清洗几遍,再放进锅内,加水煮开后去掉血沫,备用。

3. 在煲内加入适量的清水,煮沸后依次放入以上材料。待再次煮沸后转小火慢炖2小时,最后加盐调味即可。

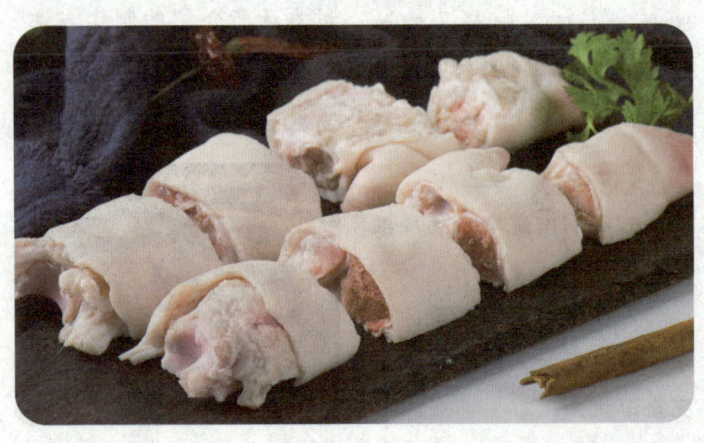

第三章 滋阴补血汤

红枣瘦肉生鱼汤

【养生功效】

此款汤水以补血生肌、消食开胃、加速伤口愈合为主要功效。特别适合身体虚弱、脾胃气虚、营养不良、贫血的人群饮用，有助于改善身体状况、促进恢复。

【制作流程】

1. 红枣去核洗净；陈皮浸软后洗净备用。

2. 猪瘦肉洗净切块后进行氽水处理；生鱼去鳃、鳞后洗净，并用姜片煎至金黄色以去腥增香。

3. 在煲内加入适量的清水，煮沸后依次放入以上材料。待再次煮沸后转小火慢炖2小时，最后加盐调味即可。

【温馨提示】

陈皮作为调味料不仅具有增香添味的作用，还能去腥解腻。选购时以片大、色鲜、油润、质软、香气浓者为佳。

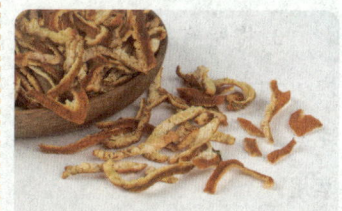

花胶炖老鸭汤

【养生功效】

此款汤水融合了滋阴美颜、补中益气、旺血养血、开胃消食等多重功效。特别适合滑精遗精、带下的人群饮用，有助于改善体质、增强免疫力。

滋补养生汤

【制作流程】

1. 花胶浸水发透后洗净,切丝;淮山和枸杞子洗净备用。

2. 鸭肉洗净斩件后进行余水处理。

3. 将所有材料放入炖盅内,加入适量的开水,隔水炖煮3小时后加盐调味即可享用。

【温馨提示】

花胶是由鱼鳔干制而成的一种食材,主要产于我国沿海及南沙群岛等地。其中广东所产的"广肚"质量最佳,福建、浙江一带所产的"毛常肚"也系佳品。选购时可根据个人口味和预算进行选择。

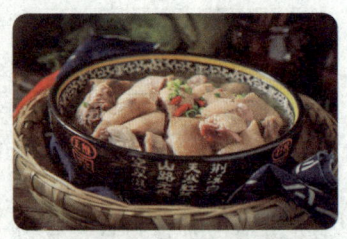

花生腐竹鱼头汤

【养生功效】

此款汤水以益气养血、清补脾胃、健脑益智为主要功效,特别适合营养不良、食少体弱的人群饮用,有助于改善体质、增强记忆力。

【制作流程】

1. 花生仁浸泡1小时后洗净;腐竹洗净浸软后切段;红枣去核,洗净备用。

2. 鱼头洗净后斩成两半,并用姜片煎至金黄色以去腥增香。

3.在煲内加入适量的清水,煮沸后依次放入以上材料。待再次煮沸后转小火慢炖2小时,最后加盐调味即可。

【温馨提示】

若体质较为燥热者饮用此汤,可不煎鱼头直接烹制,以减少上火的风险。这样的调整能够确保汤品的口感和滋补效果更加适合个人体质。

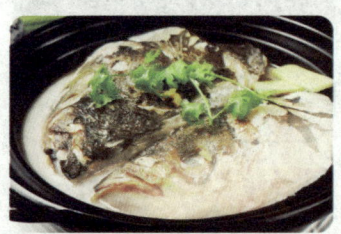

木瓜花生排骨汤

【养生功效】

该汤品富含营养成分,能有效滋养容颜、补血益气、润泽肌肤,并促进肠道顺畅。尤其适合消化不良、营养摄入不足及产后乳汁分泌较少的群体享用。

【制作流程】

1.木瓜去皮去籽,切成大块,备用;花生提前30分钟浸泡,红枣去核洗净。

2.排骨仔细清洗后斩块,进行余水处理。

3.向煲中注入足量清水,煮沸后依次加入上述备好的材料,大火煮沸后转小火慢炖2小时,最后加盐调味即成。

【温馨提示】

木瓜富含水分、碳水化合物、蛋白质、脂肪、多种维生素及人体必需氨基酸,能够显著提升机体抗病能力,为身体提供全面营养支持。

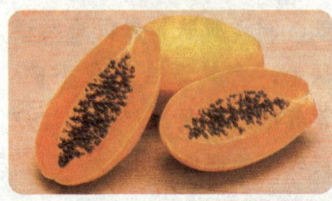

黑米红枣鸡蛋汤

【养生功效】

此汤品有滋阴补血、温经止血、调理月经等功效，尤其适合月经周期不规律的女性饮用，有助于恢复生理平衡。

【制作流程】

1. 鸡蛋洗净煮熟后剥壳备用。

2. 祁艾、黑米分别浸泡并洗净，红枣去核，蜜枣同样洗净。

3. 将清水加入煲中煮沸，随后加入所有材料，大火煮沸后转小火煲1小时，最后调味即可。

【温馨提示】

黑米的加入不仅有助于保护胃肠黏膜，还能促进药物吸收，是调理身体的优选食材。

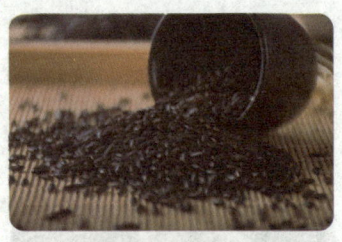

双豆芝麻泥鳅汤

【养生功效】

此汤集滋阴补血、乌发护发、润肠通便、皮肤滋润等功效于一身，非常适合血虚体质、面色无华及早生白发者饮用。

第三章 滋阴补血汤

【制作流程】

1. 赤小豆、黑豆、黑芝麻分别浸泡1小时后洗净,生姜切片备用。

2. 泥鳅清洗去黏液后余水,再用热油与姜片煎至金黄。

3. 向煲中注入清水煮沸,加入所有材料,大火煮沸后转小火慢炖3小时,加盐调味。

【温馨提示】

泥鳅脂肪低、胆固醇更少,属于高蛋白低脂食品,其含有的不饱和脂肪酸有助于抵抗血管老化。

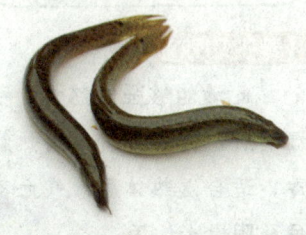

田七木耳乌鸡汤

【养生功效】

此汤品能够滋补身体、止血止痛、活血化瘀,特别适合妇女剖宫产后或人流术后调养身体。

【制作流程】

1. 田七浸泡后洗净打碎,黑木耳同样浸泡洗净。

2. 乌鸡处理干净后余水。

3. 将清水煮沸,加入所有材料,大火煮沸后转小火煲3小时,调味即成。

【温馨提示】

选购田七时,以体重饱满、质地坚实、表面光滑、断面灰绿或黄绿色者为上乘。

第四章 强筋壮骨汤

牛大力脊骨汤

【养生功效】

此汤品具有滋补强身、增强筋骨力量、舒筋活络、驱除风湿的功效,对腰背酸痛、腰肌劳损及风湿痹痛者大有裨益。

【制作流程】

1. 牛大力浸泡洗净,蜜枣备用。
2. 猪脊骨洗净斩块汆水。
3. 清水煮沸后加入所有材料,大火煮沸后转小火煲3小时,调味即成。

【温馨提示】

牛大力味苦,归肺、肾两经,是广东地区常用的中草药,对于肺热、肺虚咳嗽、风湿性关节炎等症状有显著疗效。

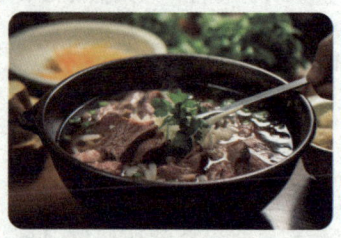

黄豆排骨汤

【养生功效】

此汤能够强健筋骨、祛湿消肿、健脾开胃、清热解毒,适合湿热体质、气血不足及阴虚者饮用。

【制作流程】

1. 猪排骨洗净斩块。

2. 黄豆提前浸泡 30 分钟后洗净。

3. 清水煮沸后加入所有材料,煮沸后转小火煲 2 小时,调味完成。

【温馨提示】

黄豆虽营养丰富,但应高温煮烂食用,且不宜过量,以免因消化不良而引起腹胀。

花生鸡脚猪蹄汤

【养生功效】

此汤品能补虚强身、填补肾精、强健腰膝,尤其适合年老体弱、腰膝酸软无力者饮用。

【制作流程】

1. 花生、眉豆、芡实浸泡 1 小时后洗净;红枣去核,陈皮浸软洗净。

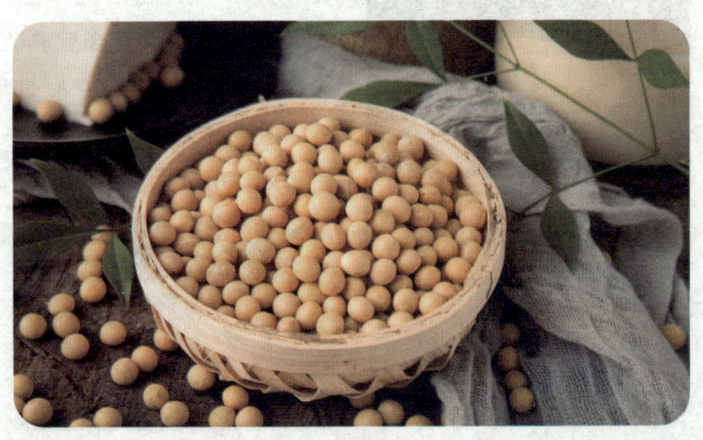

2.猪蹄切块、鸡脚洗净后进行氽水。

3.清水煮沸后加入所有材料,大火煮沸后转小火煲3小时,调味即成。

【温馨提示】

鸡脚富含胶原蛋白,常用于煮汤,也适合卤制和酱制,是美容养颜的佳品。

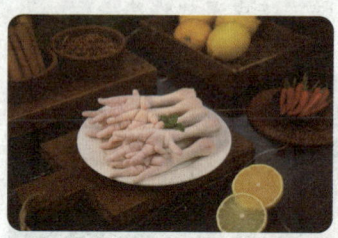

花生眉豆鸡脚汤

【养生功效】

此汤具有强筋壮骨、利湿消肿、健脾开胃的功效,特别适合脾胃湿困、身体沉重、腰膝酸软者饮用。

【制作流程】

1.鸡脚进行氽水备用。

2.眉豆、花生浸泡1小时后洗净,蜜枣备用。

3.清水煮沸后加入所有材料,大火煮沸后转小火煲2小时,调味完成。

【温馨提示】

煲汤时,花生无须去皮,因为花生衣富含营养,其止血效果是花生本身的50倍,对多种血液疾病有良好的止血作用。

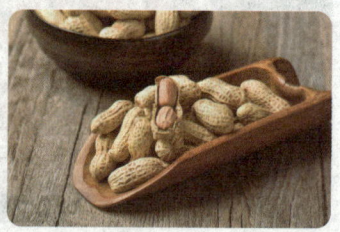

马蹄冬菇鸡脚汤

【养生功效】

此汤品温润不燥,能强壮筋骨、生津润肺、开胃清润、凉血化湿、消食行滞,适合筋骨酸痛、风热感冒、消渴咽干、咽喉肿痛及小便短赤者饮用。

【制作流程】

1. 冬菇浸泡2小时后洗净去蒂,马蹄去皮洗净。
2. 鸡脚清洗后进行氽水。
3. 清水煮沸后加入所有材料,大火煮沸后转小火煲2小时,调味即成。

【温馨提示】

马蹄性寒味甘,既能清肺热,又富含黏液质,具有生津润肺、化痰利肠、利尿解毒、凉血化湿、消食除胀的多重功效。

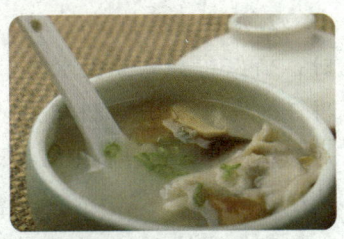

丹田清鸡汤

【养生功效】

此汤品专注于强健骨骼、舒缓筋络、驱散风湿,尤其适合那些关节活动不畅、腰背疼痛、风湿热痹及经脉紧张的人群。它能够有效促进关节灵活性,减轻疼痛,增强身体整体的舒适感。

【制作流程】

1. 将整只光鸡仔细清洗

干净后,斩切成适口大小的块状。

2. 丹参需提前浸泡2小时,确保药材充分吸水后,再仔细洗净;田七同样洗净后切成薄片;西洋参则直接洗净备用。

3. 向煲内注入适量清水,待其沸腾后,依次加入上述准备好的所有材料。先以猛火迅速煮沸,随后转小火慢炖3小时,直至汤色浓郁,最后加盐调味即可享用。

【温馨提示】

在众多参类中,西洋参以其性凉的特点,成为夏季食用的理想选择,尤其适合体质偏热、情绪烦躁、年轻或烟酒频繁的人群。

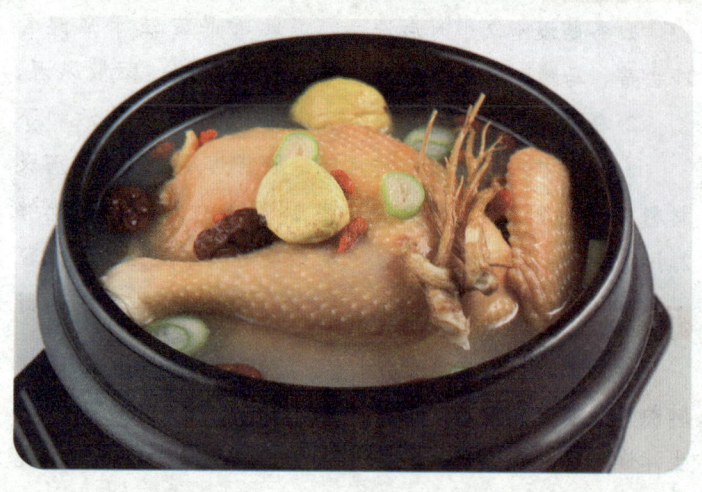

莲藕红枣猪蹄汤

【养生功效】

此汤品融合了健腰强膝、补血益气、滋阴养胃及促进肌肉生长的多重功效，非常适合老弱妇孺、体质虚弱、食欲不振的人群饮用。它不仅能够增强体质，还能改善消化，提升整体健康水平。

【制作流程】

1. 将莲藕去皮后仔细清洗，切成适口的块状；红枣去核备用。

2. 猪蹄彻底清洗干净，斩切成块，进行汆水去除杂质。

3. 向煲内加入清水，待其煮沸后，依次加入莲藕、红枣和猪蹄。大火煮沸后，转小火慢炖3小时，直至汤色乳白，肉质酥软，最后加盐调味即可。

【温馨提示】

未切割的莲藕在室温下可保存约一周时间。但需注意，莲藕切口容易变黑和腐烂，因此切割后的莲藕应尽快用保鲜膜封住切口，冷藏保存。

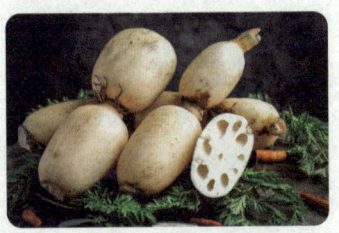

黄豆排骨鸡脚汤

【养生功效】

此汤品有助于舒筋活络、强健筋骨、祛风除湿，尤其适合关节僵硬、腰背疼痛的人群饮用。它能够促进血液循环，缓解肌肉紧张，提升身体的灵活性和舒适度。

【制作流程】

1. 鸡脚去除趾甲后清洗干净，与排骨一同进行余水处理。

2. 黄豆需提前3小时浸泡，确保充分吸水后洗净；红枣则直接洗净备用。

3. 向煲内注入清水，煮沸后加入鸡脚、排骨、黄豆和红枣。大火煮沸后转小火慢炖2小时，直至汤汁浓郁、肉质酥软，最后加盐调味即可。

【温馨提示】

黄豆虽营养丰富，但应高温煮烂后食用，且不宜过量，以免消化不良导致腹胀。适量食用黄豆能够充分发挥其营养价值，促进健康。

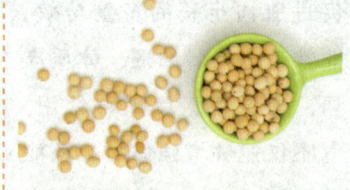

鸡血藤猪蹄汤

【养生功效】

此汤品有助于祛风通络、补血活血、强健筋骨，特别适合腰膝酸软、关节疼痛及肢体麻痹的人群饮用。它能够促进血液循环，缓解肌肉紧张，增强身体的灵活性和力量。

【制作流程】

1. 鸡血藤提前浸泡,仔细清洗干净;红枣洗净,去核;生姜切片。

2. 猪蹄去毛后清洗干净,斩切成块,进行氽水处理。

3. 向煲内加入清水,煮沸后加入鸡血藤、红枣、生姜和猪蹄。大火煮沸后转小火慢炖3小时,直至汤汁浓郁、肉质酥软,最后加盐调味即可。

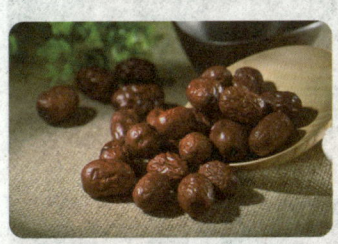

【温馨提示】

红枣在煲汤时去核可以减少其燥性,使汤品更加温和。然而,由于本汤偏温性,湿热痹痛者应谨慎饮用,以免加重病情。

栗子花生鸡脚汤

【养生功效】

此汤品融合了除湿通络、强健筋骨、益气养血的多重功效,非常适合气血虚弱、困倦乏力及肢体酸软的人群。它能够增强体质,改善血液循环,提升整体健康水平。

【制作流程】

1. 鸡脚去除趾甲后清洗干净,进行氽水处理。

2. 栗子去壳后仔细清洗,去皮;花生提前浸泡并洗净;红枣洗净,去核;蜜枣同样洗净。

3.向煲内加入清水,煮沸后加入鸡脚、栗子、花生、红枣和蜜枣。大火煮沸后转小火慢炖2小时,直至汤汁浓郁、肉质酥软,最后加盐调味即可。

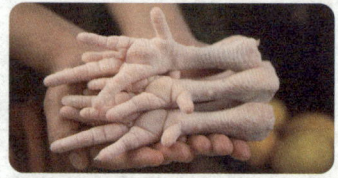

【温馨提示】

栗子富含维生素C,对于维持牙齿、骨骼、血管和肌肉的正常功能至关重要。适量食用栗子可以预防和治疗骨质疏松、腰腿酸软、筋骨疼痛及乏力等症状,为身体提供全面的营养支持。

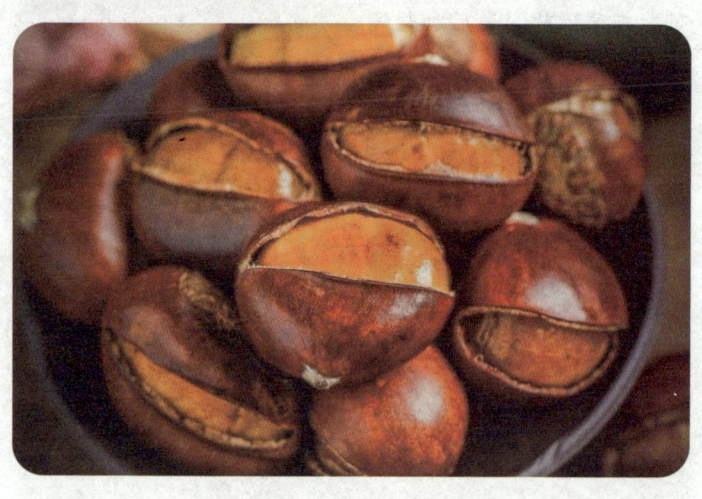

第五章　益肾壮阳汤

核桃杜仲猪腰汤

【养生功效】

此汤品专为滋补肾脏设计，具有强化肾功能、固涩精液、稳固肾气之效。尤其适合下肢乏力、腰膝酸软、遗精频繁及性功能障碍者饮用，能有效提升体力与肾脏健康。

【制作流程】

1. 将杜仲药材提前浸泡，仔细清洗干净；核桃肉与蜜枣同样洗净备用。

2. 猪脊骨斩件后洗净，与对半切开的猪腰一同进行余水处理，以去除血水和杂质。

3. 向煲内加入适量的清水，待其煮沸后，依次加入杜仲、核桃肉、蜜枣、猪脊骨和猪腰。大火煮沸后，转小火慢炖3小时，直至汤汁浓郁、肉质酥软，最后加盐调味即可。

【温馨提示】

猪腰，即猪肾，依据中医"以脏补脏"的原则，对肾脏有直接的滋补作用。在清洗猪腰时，务必剔除内部的白色筋膜，以有效去除腥味和杂质。

虫草花鹌鹑汤

【养生功效】

此汤品专注于温润肺脏与肾脏,具有滋养补虚、止咳平喘的功效。尤其适合因肺肾两虚导致的咳嗽、气短等症状的人群饮用,能有效改善呼吸功能,增强体质。

【制作流程】

1. 虫草花提前浸泡并洗净,南北杏仁与蜜枣同样洗净备用。

2. 鹌鹑去毛、内脏后洗净,进行汆水处理。

3. 将所有准备好的材料放入炖盅内,注入适量的冷开水,盖上盖子,隔水炖煮4小时。炖好后加盐调味即可享用。

【温馨提示】

杏仁虽具药用价值,但含有微量毒性。在煲汤前,建议用温水浸泡并剥去外皮和尖端,以降低毒性。同时,杏仁不宜过量食用,以免产生不良反应。

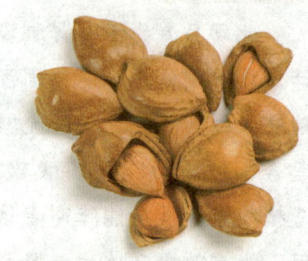

桂圆当归猪腰汤

【养生功效】

此汤品专为补肾益精、强健腰膝、提升整体体质而设计。特别适合腰酸背痛、遗精盗汗者饮用,能有效改善肾脏功能,增强体质。

【制作流程】

1. 猪腰洗净后切成薄片,进行氽水处理。

2. 当归与桂圆肉提前浸泡并洗净,红枣去核后洗净备用。

3. 向煲内加入适量的清水,煮沸后依次加入猪腰、当归、桂圆肉和红枣。大火煮沸后转小火慢炖2小时,直至汤汁浓郁、肉质酥软。最后加盐调味即可。

【温馨提示】

猪腰富含多种营养成分,如蛋白质、脂肪、碳水化合物以及钙、磷、铁和维生素等。这些成分对肾脏有直接的滋补作用,能强健腰膝、调理肾气。

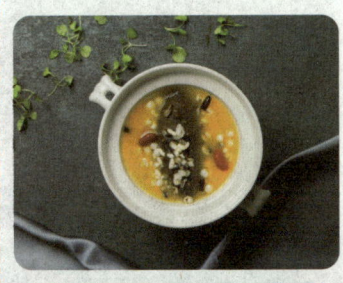

海参炖瘦肉

【养生功效】

此汤品融合了滋阴补肾、壮阳益精、养心润燥的多重功效。特别适合精力不足、阳痿遗精者饮用,能有效提升体力与肾脏健康。

【制作流程】

1. 红枣去核后洗净备用。

2. 海参洗净后切成细丝,瘦肉洗净后切成薄片。

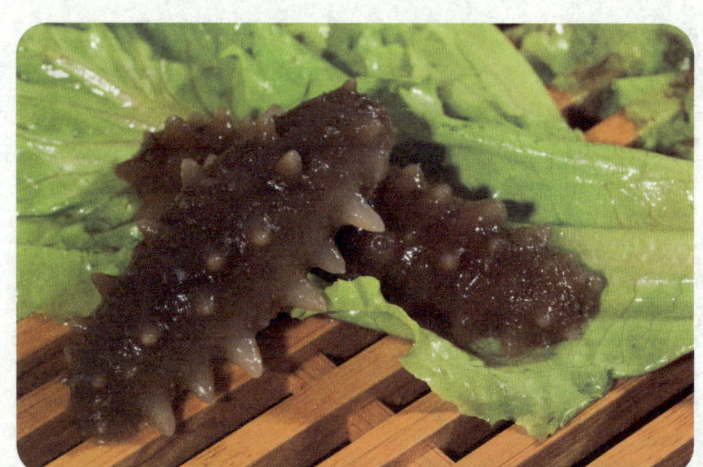

3.将所有材料放入炖盅内,加入适量的开水。盖上盖子,隔水炖煮3小时。炖好后加盐调味即可享用。

【温馨提示】

涨发好的海参在烹任前应进行反复冲洗,以确保去除残留的化学成分和杂质。

核桃淮山瘦肉汤

【养生功效】

此汤品有助于滋肾固精、补气养血、健脾养胃。特别适合腰膝疼痛、体倦乏力、遗精者饮用,能有效改善肾脏与脾胃功能。

【制作流程】

1.猪瘦肉洗净后切成薄

第五章 益肾壮阳汤

片，进行余水处理。

2.淮山与芡实提前1小时浸泡并洗净，核桃肉洗净备用。

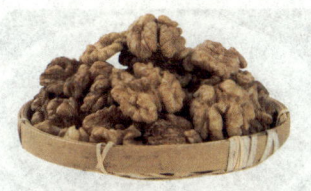

3.向煲内加入适量的清水，煮沸后依次加入猪瘦肉、淮山、芡实和核桃肉。大火煮沸后转小火慢炖2小时，直至汤汁浓郁、肉质酥软。最后加盐调味即可。

【温馨提示】

核桃仁富含优质蛋白质及不饱和脂肪酸，这些成分对大脑组织细胞代谢至关重要。适量食用核桃仁能滋养脑细胞，增强脑功能，提升智力水平。

冬瓜薏米猪腰汤

【养生功效】

此汤品融合了强腰健体、补肾益气、健脾养胃的多重功效。特别适合腰酸背痛、遗精盗汗、肾虚耳聋者饮用，能有效改善肾脏与脾胃功能。

【制作流程】

1.猪腰洗净后切成薄片，进行余水处理。

2.冬瓜削皮去瓤，后切成块状；香菇提前浸泡并洗净去蒂；薏米、淮山与黄芪同样浸泡并洗净备用。

3.向煲内加入适量的清水，煮沸后依次加入冬瓜、香菇、薏米、淮山、黄芪和猪腰。大火煮沸后转小火慢炖2小时，直至汤汁浓郁、肉质酥软。最后加盐调味即可。

【温馨提示】

为去除猪腰的腥味，切片后可用葱姜汁浸泡约2小时，其间更换两次清水。直至腰片发白膨胀即可有效去除腥味。

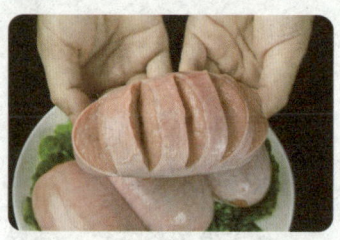

杜仲猪腰汤

【养生功效】

此汤品专为补肾壮阳、强健筋骨、促进腰膝功能而设计。特别适合腰酸腿疼、阳痿遗精、性欲减退者饮用，能有效提升肾脏健康与体力。

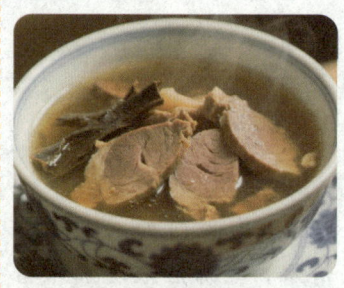

【制作流程】

1. 猪腰剖开后洗净，切成小块，进行余水处理。

2. 药材杜仲提前浸泡并洗净备用。

3. 将所有准备好的材料放入炖盅内，加入适量的开水。盖上盖子，隔水炖煮3小时。炖好后加盐调味即可享用。

第五章 益肾壮阳汤

【温馨提示】

猪腰在烹饪时可能带有腥味。为去除腥味,可在烧煮时加入适量的黄酒。若猪腰腥味较重,可再少放一些醋,以彻底清除腥味。

干贝瘦肉汤

【养生功效】

此汤品专注于滋阴补肾、调理中焦气机。特别适合肾阴虚弱、神经衰弱、失眠多梦者饮用,能有效改善肾脏功能与睡眠质量。

【制作流程】

1. 瘦肉洗净后切成块状,进行氽水处理。

2. 干贝提前浸软并洗净备用。

3. 向煲内加入适量的清水,煮沸后依次加入瘦肉和干贝。大火煮沸后转小火慢炖1~2小时,直至汤汁浓郁、肉质酥软。最后加盐调味即可。

【温馨提示】

干贝富含谷氨酸钠,味道极为鲜美。与新鲜扇贝相比,干贝的腥味大大降低,更适合用于煲汤等烹饪方式。

韭菜虾仁汤

【养生功效】

此汤品具有温补肾阳、增强肾功能的功效,尤其适于腰膝酸软、阳痿早泄及夜尿频繁的人群饮用,能有效改善体质,提升生活质量。

滋补养生汤

【制作流程】

1. 将韭菜择去黄叶,仔细清洗干净后切成段状。

2. 鲜虾去头去壳,留用虾仁,同样清洗干净;生姜洗净切片。

3. 在煲内注入适量的清水,待其煮沸后,先放入韭菜段和生姜片,待其滚熟后再加入虾仁。继续煲煮约20分钟,直至虾仁完全熟透,汤色浓郁,最后加入适量食盐调味即可享用。

【温馨提示】

鉴于韭菜与虾仁均属于发物,对于皮肤湿疹、疮疥患者、过敏体质者以及阴虚火旺者而言,应谨慎饮用此汤,以免引发身体不适。

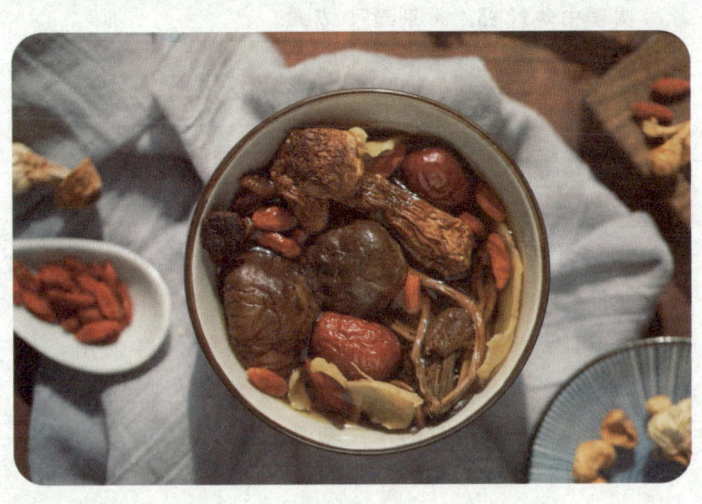

桑葚猪腰汤

【养生功效】

此汤品融合了益肝补肾、滋养补益及润泽肌肤的多重功效,特别适合虚烦多梦、头晕耳鸣及头发早白者饮用,能有效改善肝肾功能,增强体质。

【制作流程】

1. 将桑葚提前浸泡并仔细清洗干净;蜜枣与生姜同样洗净备用,生姜切片。

2. 猪腰切开后剔除内部的白色筋膜,清洗干净后进行氽水处理;瘦肉洗净后切成块状,同样进行氽水处理。

3. 在煲内加入适量的清水,待其煮沸后依次加入桑葚、蜜枣、生姜片、猪腰和瘦肉。大火煮沸后转小火慢炖2小时,直至汤汁浓郁、肉质酥软。最后加入适量食盐调味即可。

【温馨提示】

桑葚富含活性蛋白、维生素、氨基酸、胡萝卜素及矿物质等多种营养成分,具有显著的滋补润肤功效。适量食用桑葚有助于改善皮肤状态,提升整体健康水平。

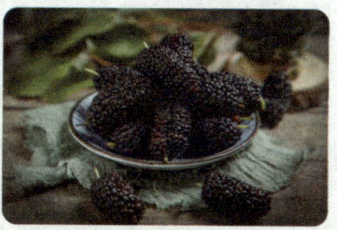

莲子淮山老鸽汤

【养生功效】

此汤品融合了滋肾益气、降血压、益精血及暖腰膝等多重功效，特别适合肾虚体弱、四肢酸软者饮用，能有效改善肾脏功能，增强体质。

【制作流程】

1. 将老鸽宰杀好并去毛去内脏，清洗干净后进行汆水处理；猪排骨同样洗净后斩件进行汆水处理。

2. 莲子、淮山与桂圆肉提前浸泡并清洗干净备用。

3. 在煲内加入适量的清水，待其煮沸后依次加入老鸽、猪排骨、莲子、淮山及桂圆肉。大火煮沸后转小火慢炖3小时，直至汤汁浓郁、肉质酥软。最后加入适量食盐调味即可享用。

【温馨提示】

在浸泡莲子后，建议将莲子心去除，以免影响整体汤品的口感和风味。同时，莲子心虽具有强心、扩张血管及降低血压等功效，但在此汤品中并非必需成分。

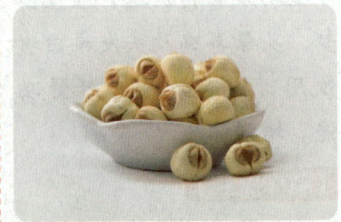

莲子芡实瘦肉汤

【养生功效】

此汤品融合了益肾涩精、补脾止泻等多重功效，特别适合脾虚久泻、遗精带下及心悸失眠者饮用，能有效改善脾胃功能，提升睡眠质量。

【制作流程】

1. 猪瘦肉洗净后切成块状,进行汆水处理。

2. 莲子与芡实提前浸泡并清洗干净备用。

3. 在煲内加入适量的清水,待其煮沸后依次加入猪瘦肉、莲子及芡实。大火煮沸后转小火慢炖2小时,直至汤汁浓郁、肉质酥软。最后加入适量食盐调味即可享用。

【温馨提示】

莲子心味道极苦但具有显著的强心作用,能扩张外周血管并降低血压。然而,在此汤品中我们更注重的是其益肾涩精及补脾止泻的功效,因此建议去除莲子心以改善整体口感。同时,适量食用莲子芡实瘦肉汤有助于改善脾胃功能并提升整体健康水平。

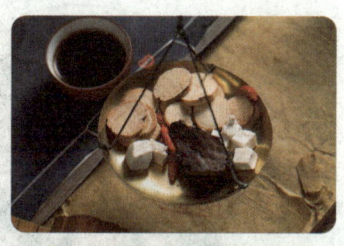

双参蜜枣瘦肉汤

【养生功效】

此汤品融合了壮阳益精、养心润燥及疏肝益气的多重功效,特别适合腰膝酸软、夜尿频繁者饮用,能有效改善肾脏功能并提升体质。

【制作流程】

1. 猪瘦肉洗净,切成厚块状备用。

2. 元参、丹参及蜜枣同样清洗干净备用。

滋补养生汤

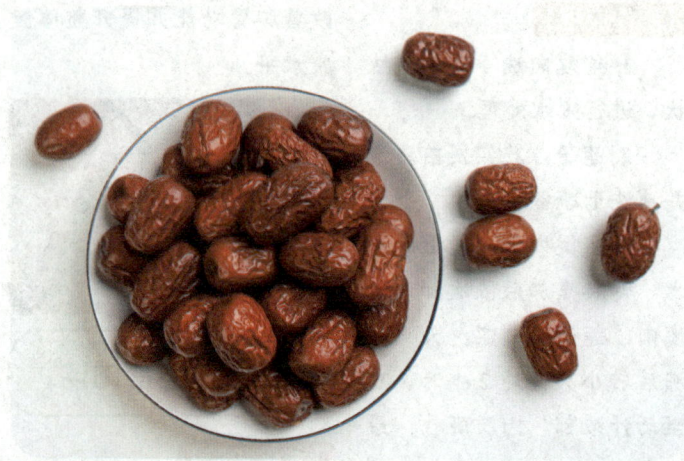

3.在煲内加入适量的清水,待其煮沸后依次加入猪瘦肉、元参、丹参及蜜枣。大火煮沸后转小火慢炖2小时,直至汤汁浓郁、肉质酥软。最后加入适量食盐调味即可享用。

【温馨提示】

在食用元参时需注意避免与藜芦、黄芪、干姜、红枣及山茱萸等药材同用,以免产生不良反应。同时,适量食用双参蜜枣瘦肉汤有助于改善肾脏功能并提升整体健康水平。

巴戟核桃海参汤

【养生功效】

此汤品专注于补肾益精、壮阳起痿及滋补养身等

第五章 益肾壮阳汤

方面，特别适合阳痿不举、腰膝酸软及夜尿频繁者饮用，能有效改善肾脏功能并增强体质。

【制作流程】

1. 巴戟天与核桃肉提前浸泡，清洗干净；蜜枣同样清洗干净备用。

2. 瘦肉洗净后切成块状，进行汆水处理；海参清洗干净后切成块状，同样进行汆水处理。

3. 在煲内加入适量的清水，待其煮沸后依次加入巴戟天、核桃肉、蜜枣、瘦肉及海参。大火煮沸后转小火慢炖3小时，直至汤汁浓郁、肉质酥软。最后加入适量食盐调味即可享用。

【温馨提示】

在选购巴戟天时，建议选择条粗、连珠状、肉厚且色紫的优质品种以确保汤品的口感和功效。同时，此汤品属于温补性质，对于外感风寒、湿热内盛及阴虚火旺者而言应谨慎饮用，以免引发身体不适。

腐竹冬菇排骨汤

【养生功效】

此汤品融合了补肾养身、止咳消痰及清热润肺等多重功效，特别适合贫血者及抵抗力低下者饮用，能有效改善体质并提升免疫力。

【制作流程】

1. 冬菇提前浸泡至

软并清洗干净,去蒂;腐竹同样浸泡至软后切成短段备用;红枣去核后清洗干净。

2.猪排骨洗净后斩件,进行汆水处理备用。

3.在煲内加入适量的清水,待其煮沸后依次加入冬菇、腐竹、红枣及猪排骨。大火煮沸后转小火慢炖2小时,直至汤汁浓郁、肉质酥软。最后加入适量食盐调味即可享用。

【温馨提示】

在泡发冬菇时需注意保留泡发用的水,因为其中溶解了大量的营养物质。将泡发好的冬菇放入冰箱冷藏保存可以保持其营养价值和口感。同时,适量食用腐竹冬菇排骨汤有助于改善体质并提升整体健康水平。

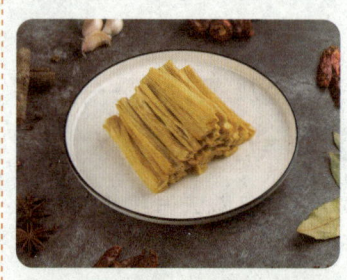

何首乌鲤鱼汤

【养生功效】

此汤品专注于生精补气、滋肝养血及安魂益寿等方面,特别适合肾精不足、腰膝酸软及遗精耳鸣者饮用,能有效改善肝肾功能并延缓衰老。

【制作流程】

1.何首乌提前浸泡并清洗干净备用。

2.鲤鱼去鳞、去鳃、去内脏后清洗干净；在烧热的锅中加入适量的油和生姜片，将鲤鱼煎至金黄色备用。

3.在煲内加入适量的清水，待其煮沸后依次加入何首乌和煎好的鲤鱼。大火煮沸后转小火慢炖2小时，直至汤汁浓郁且鱼肉酥软。最后加入适量食盐调味即可享用。

【温馨提示】

在选购何首乌时建议选择体重、质坚实且粉性足的优质品种，以确保汤品的口感和功效。同时，适量食用何首乌鲤鱼汤有助于改善肝肾功能并提升整体健康水平。

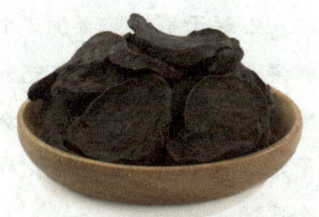

蚝干瘦肉汤

【养生功效】

此汤品蕴含丰富的营养成分，具有补益肾阴、滋养阴血及清肺补心的显著功效，尤其适于体虚乏力、精血亏损的人群饮用，能有效增强体质，改善身体状况。

【制作流程】

1.将猪瘦肉仔细清洗干净，切成适口的块状，随后进行汆水处理，以去除血水和杂质。同时，生姜洗净后切片备用。

2.蚝干需提前至少3小时浸泡于清水中,待其充分吸水膨胀后,再仔细清洗干净,去除表面的泥沙和杂质。

3.在煲内加入适量的清水,待其煮沸后,依次加入处理好的猪瘦肉、蚝干及生姜片。大火煮沸后,转小火慢炖2小时,直至肉质酥软、汤汁浓郁。最后,根据个人口味加入适量食盐调味即可。

【温馨提示】

蚝干作为此汤的关键食材,其品质直接影响汤品的口感和功效。因此,在烹制前务必确保蚝干已充分浸泡并清洗干净。此外,蚝干富含营养,适量食用有助于提升身体免疫力。

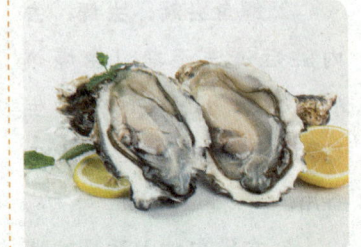

泥鳅汤

【养生功效】

此汤品以泥鳅为主要食材,具有强精滋补、益肾助阳及迅速恢复体力的显著功效。特别适合身体虚弱、脾胃虚寒及营养不良的人群饮用,能有效改善体质,提升健康水平。

【制作流程】

1.生姜去皮后仔细清洗干净,切成薄片备用。

2.泥鳅需进行氽水处

理，以去除体表的黏液和杂质。随后，在烧热的锅中加入适量的油和姜片，将泥鳅煎至两面金黄色，以增添香味。

3.在煲内加入适量的清水，待其煮沸后，依次加入煎好的泥鳅和生姜片。大火煮沸后，转小火慢炖1小时，直至肉质酥软、汤汁浓郁。最后，根据个人口味加入适量食盐调味即可。

【温馨提示】

泥鳅肉质鲜美，富含蛋白质和多种维生素，具有极高的营养价值。适量食用泥鳅有助于提升身体免疫力，改善体质。同时，泥鳅还具有药用价值，是颇受人们喜爱的水产佳品。

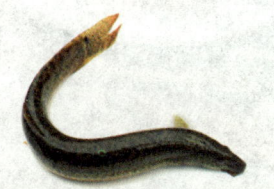

黑豆淮山煲鸡汤

【养生功效】

此汤品融合了黑豆、淮山及鸡肉等多种食材的营养成分，具有温肾健脾、补中益气及延年益寿的显著功效。特别适合脾虚水肿、脚气等人群饮用，能有效改善身体状况，提升健康水平。

【制作流程】

1.光鸡需仔细清洗干净，斩成适口的块状，随后进行氽水处理，以去除血水和杂质。

滋补养生汤

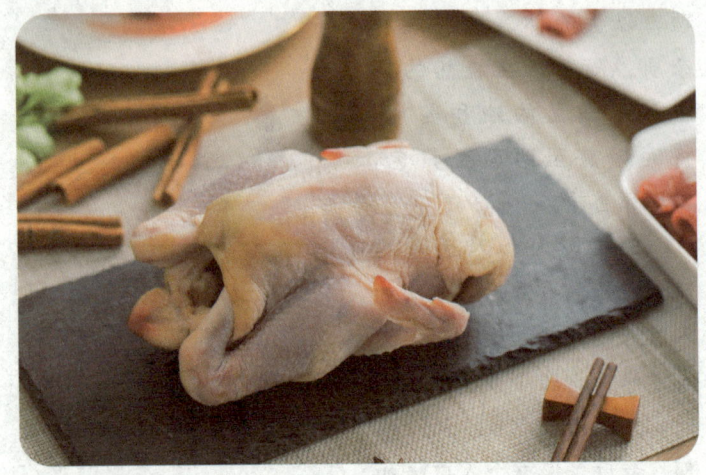

2.黑豆需提前浸泡于清水中,待其充分吸水膨胀后,再仔细清洗干净。同时,将何首乌和淮山也清洗干净备用。

3.在煲内加入适量的清水,待其煮沸后,依次加入处理好的光鸡、黑豆、何首乌及淮山。大火煮沸后,转小火慢炖2小时,直至肉质酥软、汤汁浓郁。最后,根据个人口味加入适量食盐调味即可。

【温馨提示】

黑豆作为此汤的关键食材之一,其营养全面且丰富,富含优质的蛋白质、维生素及矿物质等营养成分。适量食用黑豆有助于活血、利水、祛风及解毒,对身体

第五章 益肾壮阳汤

健康大有裨益。

肉苁蓉豆腐芋头汤

【养生功效】

此汤品以肉苁蓉、豆腐及芋头为主要食材，具有补肾助阳、益精养血及增强性功能的显著功效。特别适合肾阳虚衰、精血亏损及腰膝冷痛等人群饮用，能有效改善体质，提升健康水平。

【制作流程】

1. 胡萝卜和芋头均需去皮后仔细清洗干净，切成适口的块状备用。

2. 肉苁蓉和豆豉需清洗干净，去除表面的杂质。同时，将豆腐切成小方块备用。

3. 在煲内加入适量的清水，待其煮沸后，依次加入处理好的胡萝卜、芋头、肉苁蓉、豆豉及豆腐。大火煮沸后，转小火慢炖1小时，直至食材熟软，汤汁浓郁。最后，根据个人口味加入适量食盐调味即可。

【温馨提示】

芋头在烹调时一定要确保烹熟，否则其中的黏液可能会刺激咽喉，引起不适。同时，肉苁蓉作为此汤的关键食材之一，具有极高的药用价值，适量食用有助于补肾助阳、益精养血。

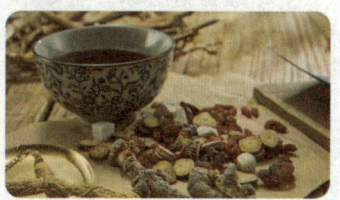

枸杞子鲤鱼汤

【养生功效】

此汤品以枸杞子和鲤鱼为主要食材,具有补气益精、滋阴补阳的显著功效。特别适合阳痿早泄、腰疼脚软及神疲乏力等人群饮用,能有效改善体质,提升健康水平。

【制作流程】

1. 枸杞子需提前浸泡于清水中,待其充分吸水膨胀后,再仔细清洗干净,去除表面的杂质。

2. 鲤鱼需去鳞、去鳃和内脏,并仔细清洗干净。随后,在烧热的锅中加入适量的油和生姜片,将鲤鱼煎至两面金黄色,以增添香味。

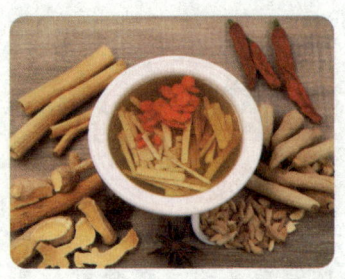

3. 在煲内加入适量的清水,待其煮沸后,依次加入处理好的枸杞子、鲤鱼及生姜片。大火煮沸后,转小火慢炖1.5小时,直至肉质酥软、汤汁浓郁。最后,根据个人口味加入适量食盐调味即可。

【温馨提示】

鲤鱼作为此汤的关键食材之一,其肉质鲜美且富含营养。但需注意,鲤鱼忌与绿豆、芋头、牛羊油、猪肝、鸡肉、荆芥、甘草、南瓜、赤小豆和狗肉等同食,

第五章 益肾壮阳汤

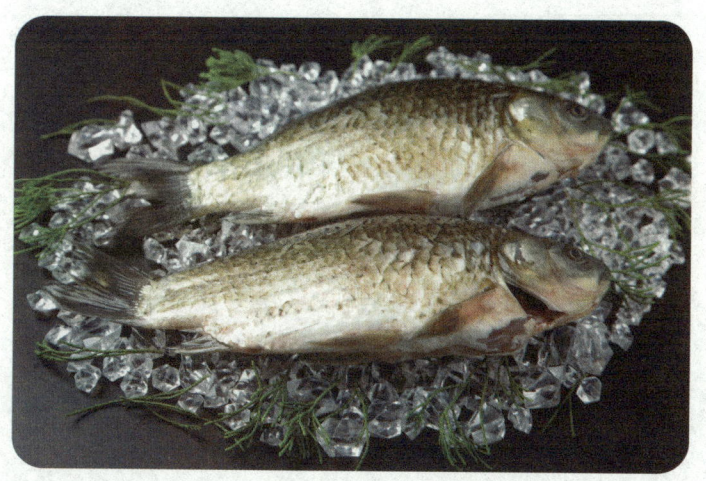

以免产生不良反应。同时,鲤鱼也不宜与中药中的朱砂同服。

人参天门冬煲鸡汤

【养生功效】

此汤品融合了人参、天门冬及鸡肉等多种食材的营养成分,具有补气益精、滋补强壮、行气活血及消除疲劳的显著功效。特别适合肺肾阴虚火旺所致诸症者饮用,能有效改善身体状况,提升健康水平。

【制作流程】

1. 光鸡需仔细清洗干净,进行余水处理,以去除血水和杂质。

2. 天门冬和人参均需仔细清洗干净,去除表面的泥

滋补养生汤

沙和杂质备用。

3.在煲内加入适量的清水,待其煮沸后,依次加入处理好的光鸡、天门冬及人参。大火煮沸后,转小火慢炖2小时,直至肉质酥软、汤汁浓郁。最后,根据个人口味加入适量食盐调味即可。

【温馨提示】

天门冬作为此汤的关键食材之一,其味甘,性大寒,主入肺、肾两经。上能清肺热而润燥,下能滋肾阴而降火。对于肺肾阴虚火旺所致诸症者而言,适量食用天门冬有助于改善身体状况,提升健康水平。同时,人参作为滋补佳品,适量食用也有助于补气益精、滋补强壮。

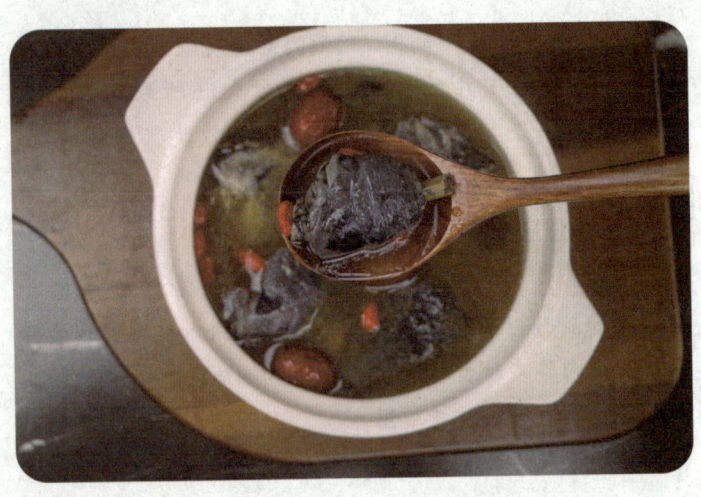